THE DENTIST

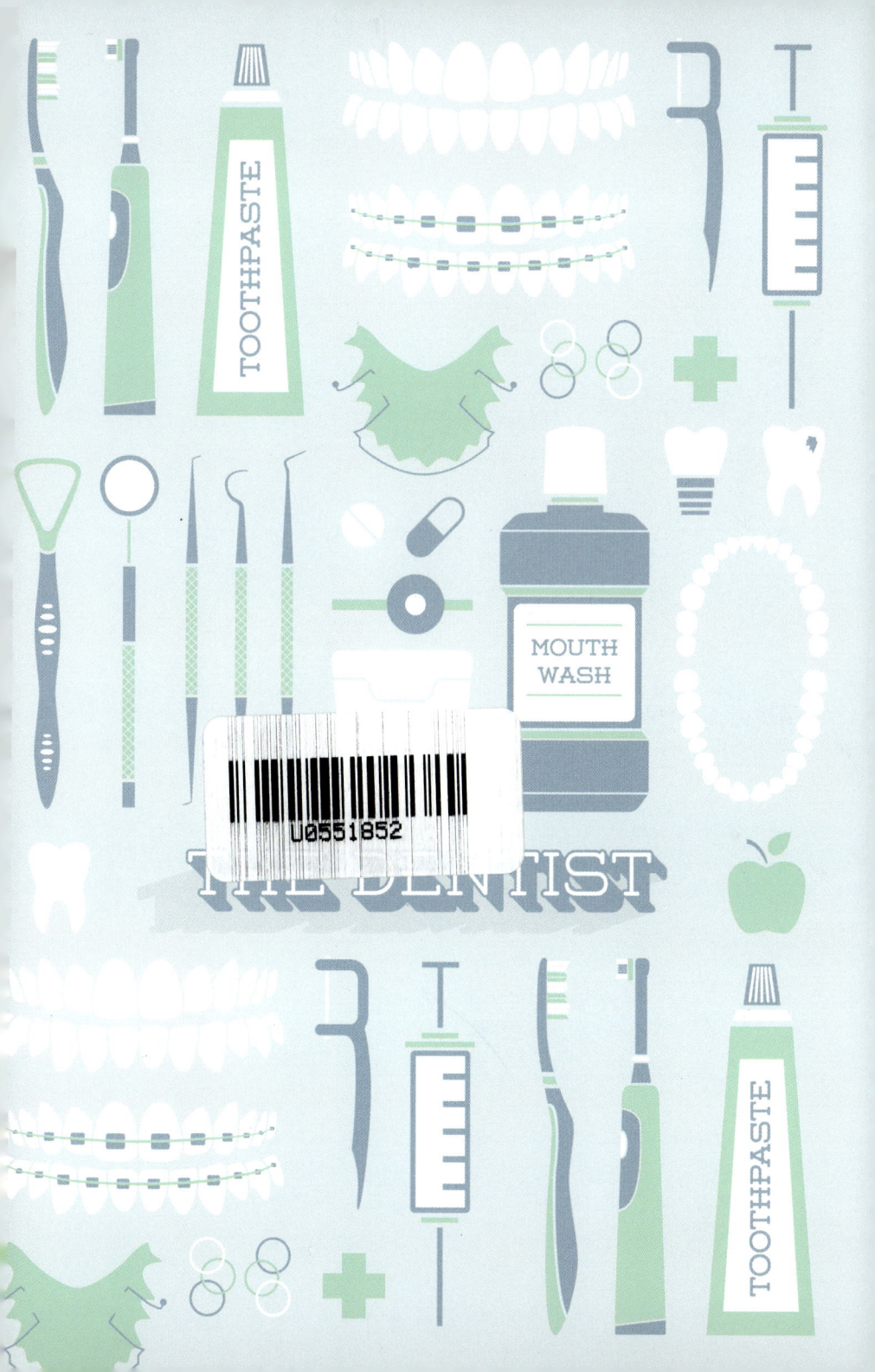

THE DENTIST

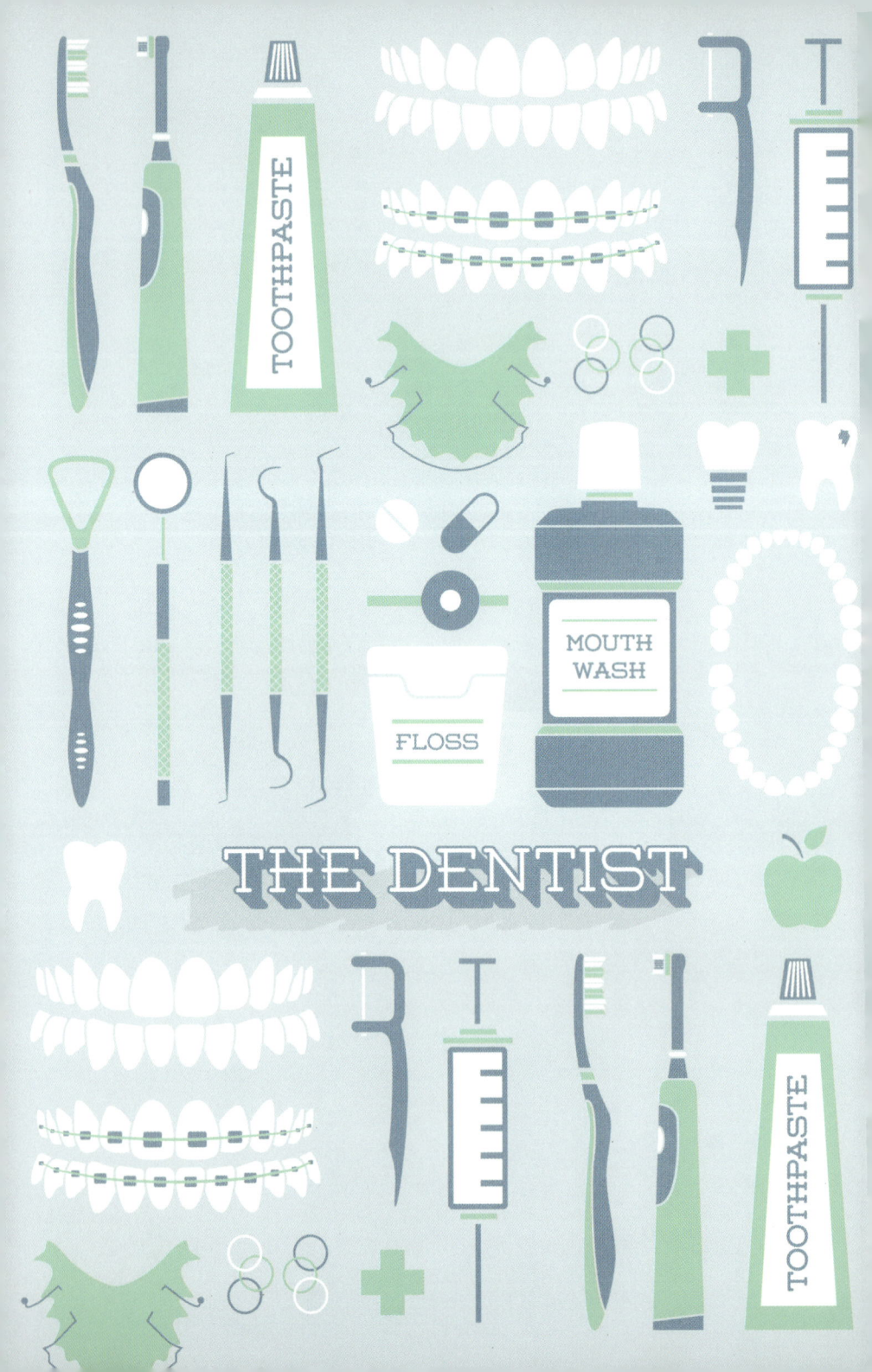

THE DENTIST

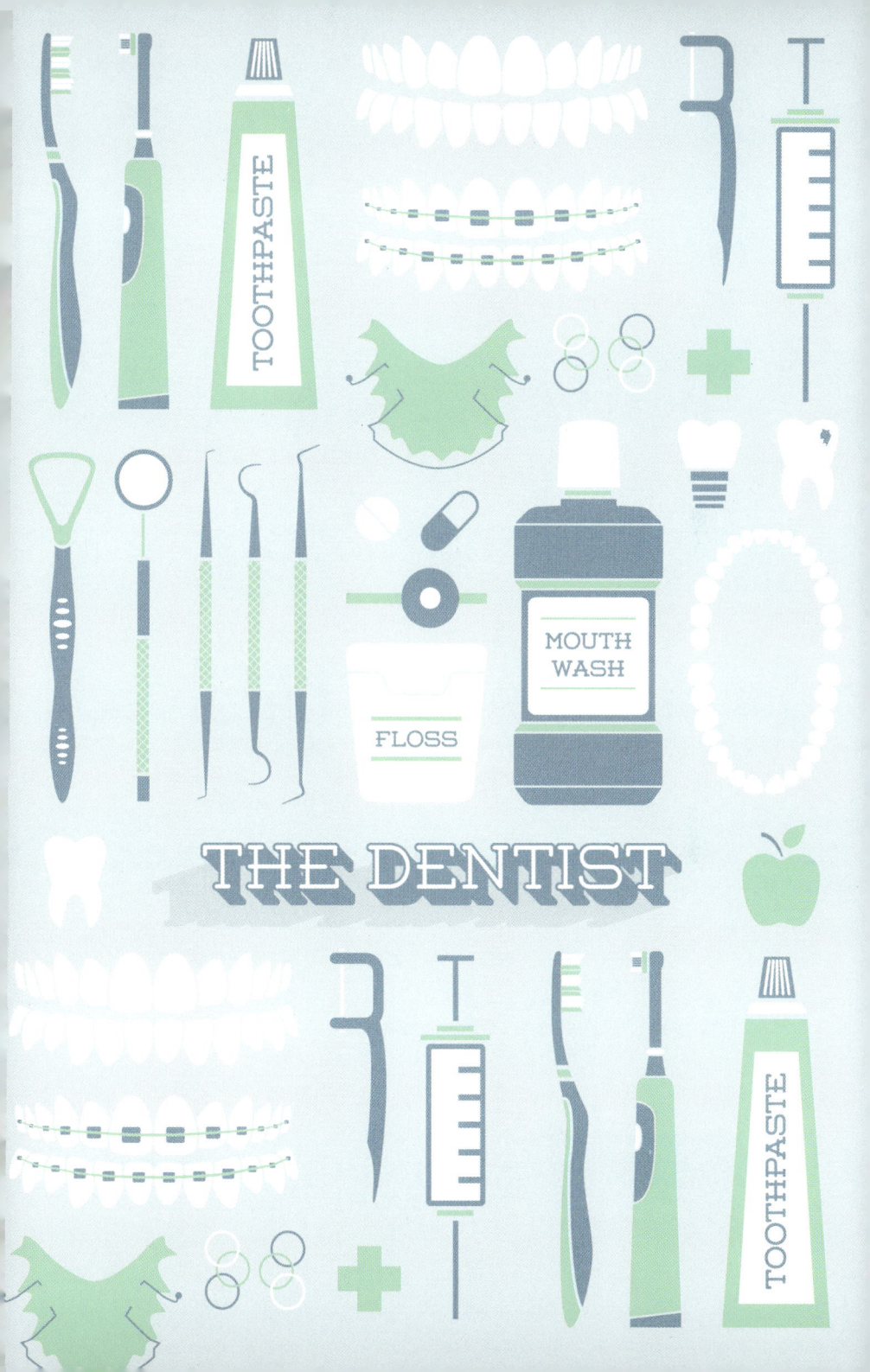

THE DENTIST

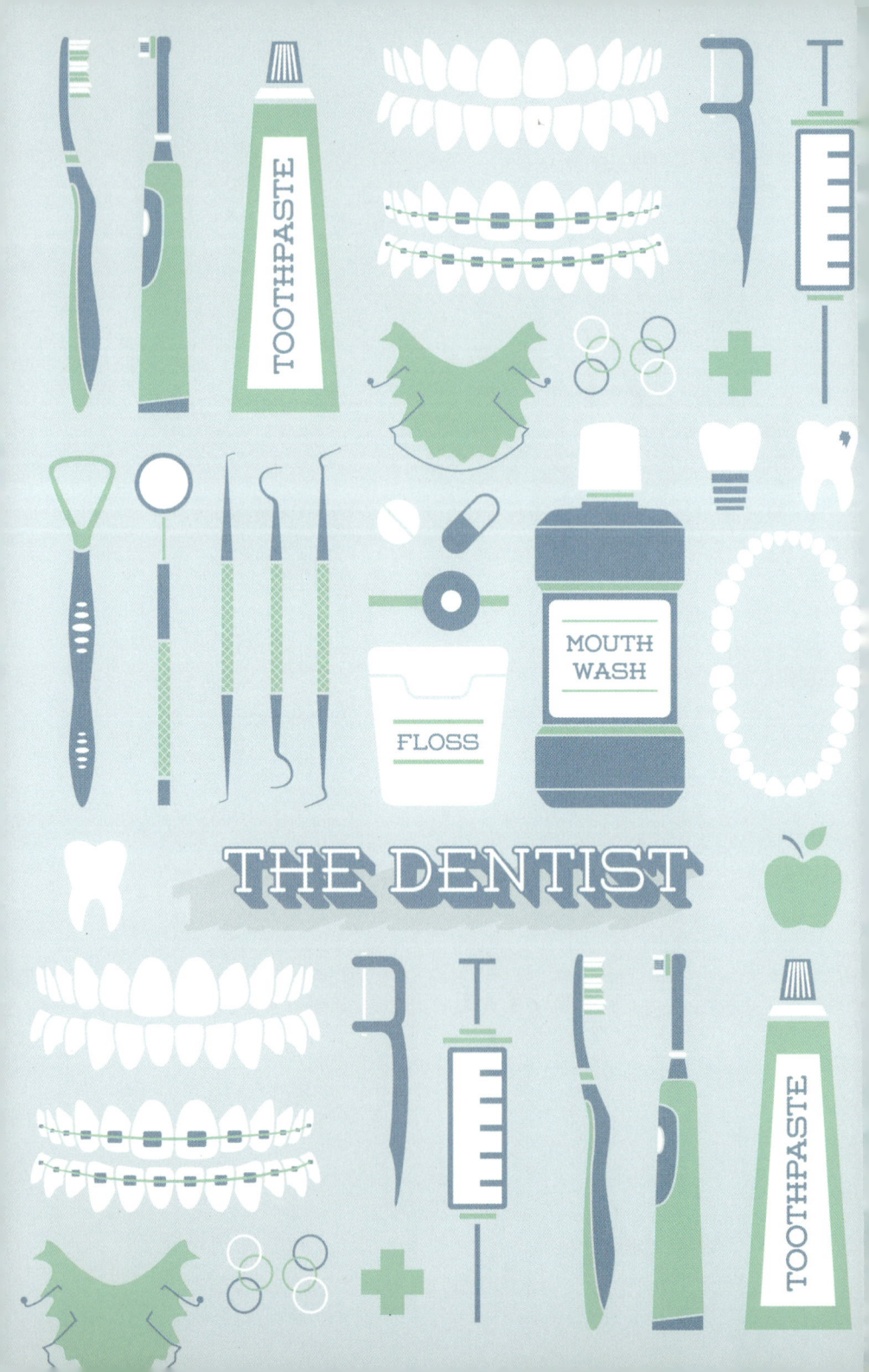

牙ㄨ齒保健全書

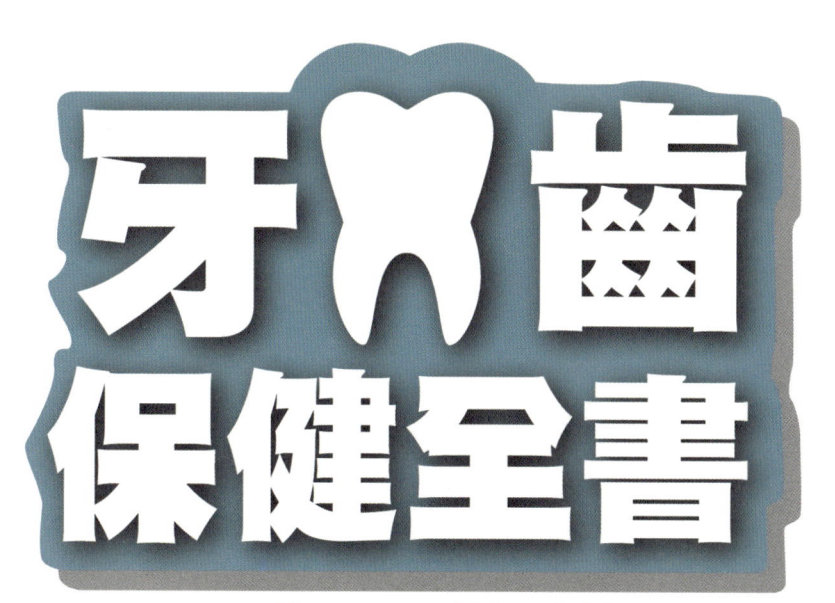

一輩子用得到的牙齒治療與保健家用寶典

總策劃 —— 臺大牙醫博士 林顯書

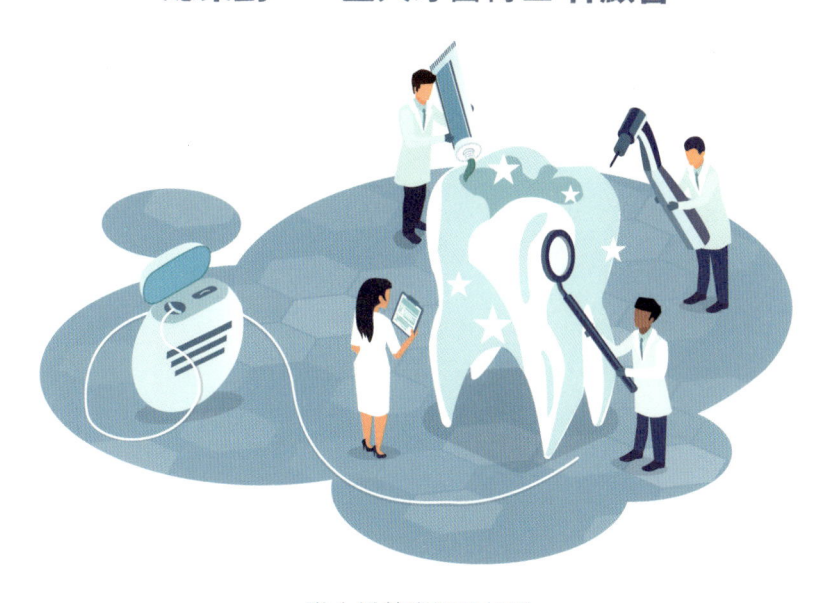

—— 聯合編著資深醫師群 ——
劉美芳、魏緯昕、紀智文、黃國浩、蔡宛錚、許嘉瑩、陳品翰、林士峻、洪孟豪、
陳健誌、王逸平、彭冠諺、曹頎、李瑜庭、張力仁、簡玉婷

時報出版

FOREWORD

一本看牙須知的「牙科百科秘笈」

幾天前，接到北醫大校友林顯書醫師的訊息，他策畫一本牙科衛教書籍「牙齒保健全書」，準備發行，邀請我寫序，我接到之後，二話不說立即回覆「OK」。原因是，我過去在牙醫界四十年，編寫超過 27 本與牙科有關的書籍，其中自己寫口腔衛教書就有六本，坦白說是辛苦但有趣，看到年輕人有這樣的出書熱誠及不懼累的精神，當然要全力支持及鼓舞！

當我細閱該書內容，被其詳細大綱及鉅細靡遺的問題分類所震撼，全書依當前牙科的臨床就醫屬性及分科，共分 16 章，而每一章的各小節正是一般牙科病人最常問且最想要知道的問題，有如看牙百寶箱。

在當今牙科醫學日新月異的發展下，新技術新觀念不斷推陳出新，牙科已不再是一個「牙科」。在衛福部的認定下，牙科已分為十個牙科專科，包括：口腔顎面外科、口腔病理科、齒顎矯正科、兒童牙科、牙體復形科、牙髓病科、牙周病科、贋復補綴牙科、家庭牙醫科、特殊需求者口腔醫學科等，而本書不

推薦序

但提供這十科的各種「疑難雜症」問題，也提出許多最新的數位牙科醫療介紹，提供民眾學習最新的牙科知識，該書豐富的內容更是民眾看牙時的指南及諮詢，簡直是一本「看牙就醫百科秘笈」。

最後，再次向這批台灣牙醫的新血輪們致敬，寫書不難，但要寫到完整且正確就不容易，期待再接再厲，未來更能以「實證醫學」為根基，秉持「品質優先、病人優先、弱勢優先」的精神，出版更好書籍，持續為台灣牙醫發展盡一份心力，為民眾口腔健康多一份盡力，此乃國民之福氣！

鄭信忠

臺北醫學大學名譽教授／前口腔醫學院院長

FOREWORD

宛如牙醫在旁的牙齒保健書

隨著臺灣經濟的成長、社會的進步，牙齒保健及口腔健康的問題，近年來已逐漸受到國人的重視。伴隨著網路的蓬勃發展，民眾已習慣上網尋找相關的訊息解答心中的困惑，然而網路上往往充斥著許多未經專家審視、似是而非的訊息，很多時候常常造成更多的困擾，甚至引發病友與醫師間的爭議。此外，近年來數位的迅速發展以及許多生物科技的進步，有很多新的牙科治療技術和觀念被引入，網路上也充斥著這些訊息，然而民眾往往無法區分這些觀念或技術是否經過臨床驗證而無所適從。

因此，當林總策劃顯書帶著和許多牙醫專科醫師共同撰寫及編輯的牙齒保健全書一書請我寫推薦文時，我感到非常欣喜有這麼多我所認識的牙醫各專科的專科醫師（其實很多也是我的學生）願意負擔這個重任，為民眾解答各個專科常見的問題。事實上本書除了牙齒的問題外，也包括了臨床上很多民眾不知道牙醫師也參與的治療，例如：顳顎關節與咀嚼肌的問題、睡眠呼吸中止的問題……。

推薦序

身為前臺大牙醫專業學院院長及臺大醫院牙科部部主任，我誠摯地推薦這本書。我們期待這本書能夠解決讀者心中的許多疑惑，像總策劃自我期許的，擁有這本書，就好像擁有數十位牙醫師在身邊，隨時解答你的問題。

林立德
臺灣大學牙醫專業學院教授／前院長

CONTENTS

推薦序：一本看牙須知的「牙科百科秘笈」……………………002
推薦序：宛如牙醫在旁的牙齒保健書……………………………004
自序：我的貼身牙醫小百科…………………………………………016
參與本書的醫師群……………………………………………………017
認識牙齒………………………………………………………………034

CHAPTER 1 家庭牙科

Q1 應該多久檢查一次牙齒？………………………………………042
Q2 如何刷牙才正確？………………………………………………044
Q3 刷牙時靠牙齦的地方會酸，是蛀牙了嗎？……………………044
Q4 刷牙及用牙線時流血，是清潔太大力了嗎？…………………044
Q5 牙齒上出現黑點是不是蛀牙了？………………………………045
Q6 檢查牙齒，可能需要拍哪些 X 光片？…………………………046
Q7 牙科治療常常需要拍 X 光片，會不會容易罹癌？……………047
Q8 有沒有讓牙齒變白的有效方法？………………………………048
Q9 關於洗牙的四大迷思……………………………………………049
Q10 要怎麼選擇漱口水？是不是每天都要使用呢？………………051
Q11 洗完牙可以順便補牙嗎？………………………………………052
Q12 牙齒需要塗氟嗎？………………………………………………052
Q13 牙齒裂掉了怎麼辦？……………………………………………055
Q14 牙痛可不可以吃藥就好？………………………………………057
Q15 市售牙膏百百種，怎麼選擇才好？……………………………058
Q16 使用電動牙刷及沖牙機護理牙齒，效果更好？………………062

目錄

CHAPTER 2 牙體復形科

Q1 牙齒上出現白白的色塊,是蛀牙嗎?如何消除呢?……066
Q2 我的牙縫很大,吃東西常卡菜渣,能不能把它們補起來?……068
Q3 冷飲熱食牙齒敏感,吃甜食又會酸,是不是蛀牙了?……069
Q4 醫生說我的蛀牙太深,可能要抽神經,
　　有沒有辦法不要抽呢?……070
Q5 醫生說我的蛀牙洞太大,要用嵌體重建。什麼是嵌體?
　　跟牙套有什麼不同?……071
Q6 以前補的銀粉是否對人體有毒?需不需要換成樹脂?……072
Q7 牙齒不酸不痛,也感覺不出有洞,醫師為什麼說我有蛀牙?……072
Q8 有時候補一顆牙為什麼要花那麼多時間?
　　可不可以請牙醫師一次就把蛀牙統統補完?……073
Q9 補牙時為什麼要在牙齒上夾夾子放防水布,
　　一定要那麼麻煩嗎?……075
Q10 為什麼補牙材料一直掉,是醫師技術太差嗎?……076
Q11 補完牙會酸痛怎麼辦?是不是沒有補好?……077

CHAPTER 3 根管治療科

Q1 什麼是根管治療,和抽神經有什麼不同?……080
Q2 根管治療要做多久?……080
Q3 做根管治療時為何要用橡皮障?……081
Q4 我想做活髓治療,適合嗎?……082
Q5 做假牙(牙套)一定要抽神經嗎?……082
Q6 我以前做過根管治療,為什麼現在還要做?……082

CONTENTS

Q7 抽了神經的牙齒為什麼還會痛呢？⋯⋯⋯⋯⋯⋯⋯⋯⋯083
Q8 醫師說我有根尖囊腫，請問症狀是什麼？
　　要怎麼治療呢？⋯⋯⋯⋯⋯⋯⋯⋯⋯⋯⋯⋯⋯⋯⋯⋯084
Q9 根管治療後的牙齒一定要套牙套嗎？⋯⋯⋯⋯⋯⋯⋯⋯085
Q10 根管治療過程中，若不小心吞下醫師沖洗的藥水，
　　會有不良影響嗎？⋯⋯⋯⋯⋯⋯⋯⋯⋯⋯⋯⋯⋯⋯⋯085
Q11 根管治療有可能一次就完成嗎？⋯⋯⋯⋯⋯⋯⋯⋯⋯086
Q12 根管治療過程中為何要照很多 X 光片？
　　會對身體造成影響嗎？⋯⋯⋯⋯⋯⋯⋯⋯⋯⋯⋯⋯⋯086
Q13 根管治療過程中有一個機器一直嗶嗶叫，
　　讓我有點緊張，請問是做什麼用的？⋯⋯⋯⋯⋯⋯⋯089
Q14 根管治療時醫師一直換器械，有必要那麼麻煩嗎？⋯089

CHAPTER 4 顯微根管治療科

Q1 什麼是根管鈣化？⋯⋯⋯⋯⋯⋯⋯⋯⋯⋯⋯⋯⋯⋯⋯092
Q2 為什麼一定要做顯微根管？⋯⋯⋯⋯⋯⋯⋯⋯⋯⋯⋯092
Q3 有顯微鏡的醫師都可以做顯微根管嗎？⋯⋯⋯⋯⋯⋯093
Q4 如果顯微根管比較好的話，
　　為什麼不直接就做這種治療？⋯⋯⋯⋯⋯⋯⋯⋯⋯⋯093
Q5 為什麼神經會抽不乾淨？⋯⋯⋯⋯⋯⋯⋯⋯⋯⋯⋯⋯094
Q6 重做根管治療用顯微鏡比較好嗎？⋯⋯⋯⋯⋯⋯⋯⋯095
Q7 如果顯微根管治療之後還是沒有好，該怎麼辦？⋯⋯095
Q8 用顯微鏡拆牙根裡的釘子比較安全嗎？⋯⋯⋯⋯⋯⋯096
Q9 牙根裂開了還能治療嗎？⋯⋯⋯⋯⋯⋯⋯⋯⋯⋯⋯⋯096

目錄

Q10 如果醫師判定牙齒不能治療，但是不會痛，
　　可以先不要拔牙嗎？⋯⋯⋯⋯⋯⋯⋯⋯⋯⋯⋯⋯⋯⋯⋯⋯097

CHAPTER 5 贗復補綴假牙科
Q1 什麼是假牙？⋯⋯⋯⋯⋯⋯⋯⋯⋯⋯⋯⋯⋯⋯⋯⋯⋯⋯⋯100
Q2 缺牙一定要做假牙嗎？⋯⋯⋯⋯⋯⋯⋯⋯⋯⋯⋯⋯⋯⋯⋯101
Q3 裝上假牙就不會再有問題了嗎？⋯⋯⋯⋯⋯⋯⋯⋯⋯⋯⋯102
Q4 如何選擇適合自己的假牙？⋯⋯⋯⋯⋯⋯⋯⋯⋯⋯⋯⋯⋯103
Q5 請問口腔掃描做假牙和傳統印模有何不同，
　　活動假牙也可以採用掃描取模嗎？⋯⋯⋯⋯⋯⋯⋯⋯⋯⋯104

CHAPTER 6 固定假牙科
Q1 是不是做了假牙，牙齒就不會有問題了？⋯⋯⋯⋯⋯⋯⋯108
Q2 為什麼舊的假牙要重做？
　　可不可以不拆假牙就確定牙齒的問題呢？⋯⋯⋯⋯⋯⋯⋯109
Q3 什麼情況下需要做牙冠？⋯⋯⋯⋯⋯⋯⋯⋯⋯⋯⋯⋯⋯⋯110
Q4 什麼情況下適合做牙橋？⋯⋯⋯⋯⋯⋯⋯⋯⋯⋯⋯⋯⋯⋯110
Q5 什麼情況下適合做植牙？⋯⋯⋯⋯⋯⋯⋯⋯⋯⋯⋯⋯⋯⋯111
Q6 為什麼要做臨時假牙？不可以直接做正式假牙嗎？⋯⋯⋯111
Q7 臨時假牙如果用得很習慣，可以一直用不要做正式的嗎？⋯⋯112
Q8 如果同時要做固定假牙和活動假牙，應該要先做哪一個？⋯⋯112
Q9 牙齒裡面放釘柱的目的是什麼？⋯⋯⋯⋯⋯⋯⋯⋯⋯⋯⋯113
Q10 為何現在假牙的主流材質是全瓷假牙？⋯⋯⋯⋯⋯⋯⋯113
Q11 做假牙時，醫師說要放排齦線，請問目的是什麼？⋯⋯⋯114

CONTENTS

Q12 我有缺牙，醫師建議做馬利蘭牙橋，請問這是什麼？………115

CHAPTER 7 活動假牙科

Q1 什麼是活動假牙？……………………………………………118
Q2 活動假牙的種類？……………………………………………118
Q3 活動假牙的優缺點各是什麼？………………………………120
Q4 哪些病人適合做活動假牙？…………………………………122
Q5 戴活動假牙只能吃軟的食物嗎？……………………………122
Q6 活動假牙可以一直戴著嗎？一天要戴多久？………………123
Q7 配戴活動假牙會不會不習慣？………………………………124
Q8 戴活動假牙是不是一定要使用假牙黏著劑？
　　它可以吞食嗎？……………………………………………124
Q9 我的全口活動假牙非常鬆，講話就快要掉出來，
　　有什麼方法可以讓它更穩定呢？…………………………125
Q10 如何清潔活動假牙？…………………………………………126
Q11 配戴活動假牙後，多久需要回診檢查？……………………127

CHAPTER 8 牙周病科

Q1 什麼是牙周病，會有哪些臨床症狀？………………………130
Q2 放任牙周病不管，最後牙齒會掉光光嗎？…………………131
Q3 醫師說我的牙周病太嚴重，必須拔掉牙齒，若不拔會怎樣？…131
Q4 刷牙常流血或口臭，是否表示有牙周病呢？………………132
Q5 我們全家都有牙周病，請問牙周病會遺傳嗎？……………132
Q6 聽說牙周病會引起心臟病和失智症，是真的嗎？…………133

目錄

Q7 我抽菸又有糖尿病，醫生說我比一般人更容易罹患牙周病？…133
Q8 牙周病怎麼治療？一定要開刀嗎？……………………………134
Q9 雷射治療牙周病比較不痛，且效果也比較好嗎？……………136
Q10 治療牙周病可以用牙周藥膏嗎？什麼是牙周藥膏呢？………137
Q11 網路上流傳草藥、油漱口能治療牙周病，是真的嗎？………138
Q12 植牙也會得到牙周病嗎？……………………………………139

CHAPTER 9 口腔外科

Q1 經矯正醫師評估可能要做正顎手術，請問什麼是正顎手術？…142
Q2 所謂口腔腫瘤就是口腔癌嗎？癌前病變又是什麼？
　　有時反覆出現在嘴唇或舌頭的小水泡又是什麼呢？…………143
Q3 醫師建議使用自體牙移植，
　　重建即將要拔牙的牙齒位置，請問這是什麼？………………144
Q4 智齒需要拔掉嗎？………………………………………………145
Q5 什麼是阻生齒？有哪些處理方式？……………………………146
Q6 聽說阻生齒可以先拔一半，再用矯正方式拉出來，
　　這樣比較安全嗎？………………………………………………147
Q7 X光片上的黑影是什麼？怎麼知道它跟牙齒有沒有關聯？……148
Q8 為什麼醫師說做活動假牙時需要修骨頭？怎麼修呢？………149
Q9 跌倒時若撞到牙齒，該怎麼辦？………………………………150
Q10 蜂窩性組織炎是什麼？什麼狀況下可能和牙齒相關呢？……151
Q11 為什麼吃了骨質疏鬆的藥，醫師說我不能拔牙或進行手術？
　　看牙時要注意哪些藥物的服用？………………………………152

CONTENTS

CHAPTER10 齒顎矯正科

Q1 希望擁有一口美齒，卻害怕牙齒矯正，
　　請問矯正前要做什麼心理建設呢？⋯⋯⋯⋯⋯⋯⋯⋯⋯156
Q2 牙齒矯正前醫師需要收集哪些資料？⋯⋯⋯⋯⋯⋯⋯⋯158
Q3 我適合做可拆式隱形矯正嗎？
　　固定式傳統矯正或可拆式隱形矯正，我該如何選擇？⋯⋯⋯160
Q4 聽說有時候矯正需要拔牙，怎麼知道自己需不需要拔呢？⋯⋯164
Q5 聽說牙齒矯正治療需要搭配骨釘使用，請問骨釘是什麼？⋯⋯164
Q6 我的咬合不正狀況需要做正顎手術嗎？⋯⋯⋯⋯⋯⋯⋯⋯166
Q7 做傳統矯正或隱形矯正期間有什麼注意事項？需要忌口嗎？⋯166
Q8 矯正治療完成後是否一定要配戴維持器？要戴多久呢？⋯⋯167
Q9 小朋友可以做矯正嗎？何時開始是黃金時期？
　　成年人做矯正有年齡限制嗎？⋯⋯⋯⋯⋯⋯⋯⋯⋯⋯⋯168
Q10 懷孕期間是否可以進行牙齒矯正治療？⋯⋯⋯⋯⋯⋯⋯169
Q11 有牙周病可以做矯正嗎？⋯⋯⋯⋯⋯⋯⋯⋯⋯⋯⋯⋯170
Q12 我有缺牙想植牙，也想做牙齒矯正把牙齒排整齊，
　　是否先植牙再進行矯正治療？⋯⋯⋯⋯⋯⋯⋯⋯⋯⋯⋯171

CHAPTER 11 兒童牙科

Q1 孩子什麼時候可以開始看牙醫？⋯⋯⋯⋯⋯⋯⋯⋯⋯⋯174
Q2 如果孩子還不會漱口，需要使用牙膏嗎？⋯⋯⋯⋯⋯⋯⋯174
Q3 兒童為什麼需要拍牙齒 X 光？⋯⋯⋯⋯⋯⋯⋯⋯⋯⋯⋯175
Q4 乳牙蛀到神經怎麼辦？⋯⋯⋯⋯⋯⋯⋯⋯⋯⋯⋯⋯⋯⋯175
Q5 孩子很害怕看牙怎麼辦？⋯⋯⋯⋯⋯⋯⋯⋯⋯⋯⋯⋯⋯176

Q6 鎮靜麻醉與全身麻醉有什麼差別呢？……………………177
Q7 孩子睡覺會磨牙怎麼辦？………………………………178
Q8 什麼是窩溝封填？有什麼作用？………………………178
Q9 孩子的牙齒上都有黑點，刷都刷不掉怎麼辦？…………179
Q10 孩子開始換牙後，牙齒排列不整齊，何時可評估做矯正？ …180
Q11 乳牙長大反正會換掉，為什麼還要治療呢？……………181

CHAPTER12 顳顎關節科

Q1 耳朵旁的骨頭張口時會痛，是什麼原因造成的？………185
Q2 當我張開嘴巴，耳朵旁的骨頭會有聲音，是為什麼呢？………186
Q3 嘴巴張不開，好像卡住了，怎麼辦？……………………186
Q4 為什麼覺得臉頰很緊，壓到好像會痛？…………………187
Q5 最近咬東西有點沒有力氣，是顳顎關節出了問題嗎？…………188
Q6 我常常有太陽穴旁邊頭痛的問題，聽說跟顳顎肌有關係？……188
Q7 工作忙碌時我常把牙齒咬得很緊，聽說容易造成頭痛？………189
Q8 家人說我睡覺常磨牙，會有不良影響嗎？………………189
Q9 我的右上牙常不舒服，牙醫說沒有蛀牙，也沒有牙齦發炎，
　　為什麼會這樣？………………………………………190
Q10 顳顎關節疼痛，可以找中醫或國術館的推拿師傅處理嗎？ …191
Q11 牙醫建議我去神經內科處理三叉神經痛的問題，
　　請問它有什麼臨床症狀？ ……………………………192
Q12 關於三叉神經痛，神內醫師大概會做什麼樣的檢查？
　　如何治療呢？…………………………………………193

CHAPTER13 口腔診斷科

- Q1 什麼是復發性口瘡？有哪些處理方式？⋯⋯⋯⋯⋯⋯⋯⋯⋯196
- Q2 醫生說我得了灼口症候群？請問這是什麼毛病？如何診治？⋯198
- Q3 請問什麼是扁平苔癬？如何治療？容易復發嗎？⋯⋯⋯⋯⋯200

CHAPTER14 人工植牙科

- Q1 植牙是什麼？一定要開刀？會不會疼痛？⋯⋯⋯⋯⋯⋯⋯⋯204
- Q2 請問植牙是一勞永逸的治療方式嗎？⋯⋯⋯⋯⋯⋯⋯⋯⋯⋯204
- Q3 聽說植牙前要補骨、補肉，這是一定要的程序嗎？⋯⋯⋯⋯205
- Q4 傳統全口植牙和新式 All-on-4/6 植牙的差別在哪裡？⋯⋯⋯206
- Q5 聽說有無痛植牙、微創植牙，是真的嗎？⋯⋯⋯⋯⋯⋯⋯⋯207
- Q6 老年人也可以植牙嗎？⋯⋯⋯⋯⋯⋯⋯⋯⋯⋯⋯⋯⋯⋯⋯207
- Q7 我有糖尿病和高血壓等慢性疾病，可以植牙嗎？⋯⋯⋯⋯⋯208
- Q8 有牙周病可以植牙嗎？⋯⋯⋯⋯⋯⋯⋯⋯⋯⋯⋯⋯⋯⋯⋯208
- Q9 植牙選擇什麼廠牌的植體較好？⋯⋯⋯⋯⋯⋯⋯⋯⋯⋯⋯209
- Q10 市面上植牙價格參差不齊，價差極大，
   可以選擇便宜植牙嗎？⋯⋯⋯⋯⋯⋯⋯⋯⋯⋯⋯⋯⋯⋯⋯210
- Q11 植牙會壞嗎？需要清潔保養嗎？⋯⋯⋯⋯⋯⋯⋯⋯⋯⋯⋯211
- Q12 植牙評估時，醫師說需要做鼻竇增高術，
   請問這是什麼樣的療程？每個案例都需要做嗎？⋯⋯⋯⋯⋯212
- Q13 醫師說我壞掉的牙齒可以即拔即種，
   有什麼要注意的事項嗎？每個案例都可以即拔即種嗎？⋯⋯213
- Q14 我做完上顎人工植牙後，鼻子分泌物不斷增加，
   為什麼會這樣？要怎麼處理呢？⋯⋯⋯⋯⋯⋯⋯⋯⋯⋯⋯214

CHAPTER15　美學牙科

Q1 我的齒間有黑黑的牙縫好難看，可以解決嗎？⋯⋯⋯⋯⋯⋯⋯218
Q2 什麼是瓷牙貼片，和假牙有什麼不同？⋯⋯⋯⋯⋯⋯⋯⋯⋯219
Q3 坊間流行像做美甲一樣的「冰鑽貼片」牙齒美白是什麼？
　　建議使用嗎？⋯⋯⋯⋯⋯⋯⋯⋯⋯⋯⋯⋯⋯⋯⋯⋯⋯⋯⋯220
Q4 牙齒美白有哪幾種方式？哪一種才適合我呢？⋯⋯⋯⋯⋯⋯⋯220
Q5 請問什麼是顯微樹脂美學修復，如何判斷我需不需要做？⋯⋯222
Q6 什麼是數位微笑設計？⋯⋯⋯⋯⋯⋯⋯⋯⋯⋯⋯⋯⋯⋯⋯⋯223
Q7 我的牙齦萎縮造成牙齒變長，可以改善嗎？⋯⋯⋯⋯⋯⋯⋯⋯224
Q8 我笑起來會露出上顎牙齦，有辦法改善嗎？⋯⋯⋯⋯⋯⋯⋯⋯225

CHAPTER16　睡眠呼吸中止症

Q1 什麼是睡眠呼吸中止症？⋯⋯⋯⋯⋯⋯⋯⋯⋯⋯⋯⋯⋯⋯⋯228
Q2 睡眠呼吸中止是疾病嗎？對身體有什麼影響？⋯⋯⋯⋯⋯⋯⋯231
Q3 打鼾及睡眠呼吸中止會遺傳嗎？
　　或是因身體狀況改變而發生？⋯⋯⋯⋯⋯⋯⋯⋯⋯⋯⋯⋯⋯232
Q4 有沒有簡單方式可以得知是否有睡眠呼吸中止？
　　一定要到醫院檢查嗎？⋯⋯⋯⋯⋯⋯⋯⋯⋯⋯⋯⋯⋯⋯⋯⋯233
Q5 睡眠檢查報告數據這麼多，要怎麼解讀呢？⋯⋯⋯⋯⋯⋯⋯⋯234
Q6 如果我有睡眠呼吸中止，坊間有哪些治療方式可供選擇？⋯⋯236

附錄：本書牙醫名錄⋯⋯⋯⋯⋯⋯⋯⋯⋯⋯⋯⋯⋯⋯⋯⋯⋯⋯⋯238

PREFACE

我的貼身牙醫小百科

近年來,人們對於牙齒保健愈加注重,而牙醫界除了保留傳統的臨床治療方式,這幾年數位牙科的觀念、設備與治療手法突飛猛進,資訊可謂瞬息萬變。如上所言,優良的傳統不可摒棄,新穎的科技更要持續追蹤。

行醫二十餘年,發現很多牙科問題總是反覆發生,面對患者,牙醫師要釋疑,並給予治療。因此,我們很希望可以利用一本書,簡易地讓民眾對照目錄中的題目,稍微了解自己的牙齒問題,這樣,在進行就醫前,可以有初步的認知,牙醫師在解釋後續病情時,病患也更容易吸收了解。

於是,我們將一個偌大的牙科,區分成很多領域的小科目,邀請各領域的專家擔任主編,草擬與統籌該領域可能發生的問題,再廣邀各領域治療品質有口皆碑的醫師,為讀者回答問題。

書中廣邀的數十位醫師,對於本書所提出的問題互相切磋,最後再交由主編統整,做最後的編校。這一層又一層的交叉比對,無非是希望本書所列關於處理口腔的各方面問題,提供的回答最貼近臨床狀況,也是最精確的。希望購買本書的所有讀者,都擁有教學醫院等級的口腔問題解答,一書在手,就好像同時擁有數十位牙醫師在身邊,隨時協助解惑一切您想要知道的牙齒問題,讓您日後到牙科就醫時,備感安心。

林顯書

台灣大學臨床牙醫研究所博士

參與本書的醫師群

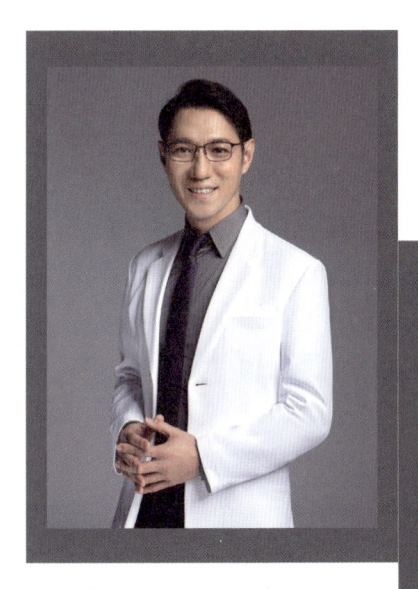

Producer

總策劃 林顯書 醫師

經歷：
台北醫學大學牙醫學士
台灣大學臨床牙醫研究所博士
台大醫院牙科部兼任主治醫師
台大醫院北護分院牙科部主治醫師
衛福部部定贗復補綴牙科專科醫師
衛福部部定家庭牙醫科專科醫師
中華民國植牙醫學會專科醫師
台灣顳顎障礙學會專科醫師
隱適美隱形矯正認證醫師
台北市牙醫師公會學術主委
亞典牙醫診所院長

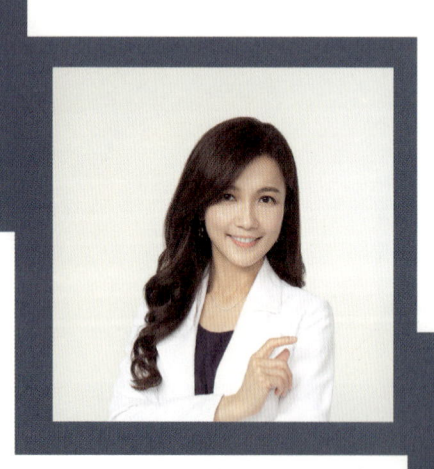

Chapter 1 家庭牙科

統籌 劉美芳 醫師

經歷：
台北醫學大學牙醫學士
台灣大學公共衛生學院碩士
前台大醫院牙科部醫師
隱適美隱形矯正認證醫師
御瑄牙醫診所院長

共同撰文：
前台大醫院牙科部醫師——何宜潔
前台北醫學大學附設醫院牙科部醫師——鄧宛瑄
前三軍總醫院牙科部醫師——洪士堯
前紐西蘭奧塔哥牙醫學院牙科醫師——王承平
前台北醫學大學附設醫院牙科部醫師——林佩親
前台北／林口長庚紀念醫院牙科部醫師——許立澤
中華植體美容醫學會專科醫師——張暐妡

Chapter 2 牙體復形科

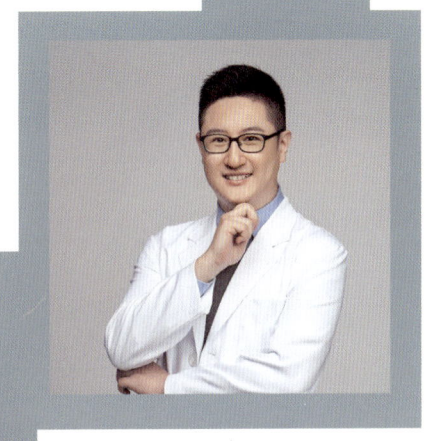

統籌 魏緯昕 醫師

經歷：
台大牙醫系學士
台大醫院牙科部牙體復形美容牙科總醫師
台大醫院牙體復形美容牙科專科訓練
前台大醫院牙科部兼任主治醫師
前中華民國牙體復形學會理事
衛福部部定家庭牙醫科專科醫師
衛福部部定牙體復形科專科醫師
雅毓牙醫診所院長

共同撰文：
衛福部部定牙體復形科／家庭牙醫科專科醫師──魏緯昕
前台北醫學大學附設醫院牙科部醫師──李威橙
衛福部部定牙體復形科專科醫師──陳冠旭
前台大醫院牙體復形暨美容牙科專任醫師──張力仁
亞太植牙美容醫學會專科醫師──蕭佑霖
前台北醫學大學附設醫院牙科部醫師──蔡宜芳

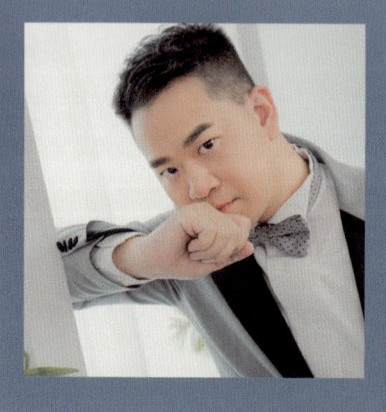

Chapter 3 根管治療科

統籌 紀智文 醫師

經歷：
台大牙醫系學士
台大醫院牙科部兼任主治醫師
台灣大學臨床牙醫研究所博士
衛福部部定牙髓病專科醫師
衛福部部定家庭牙醫科專科醫師
台大醫院新竹分院主治醫師

共同撰文：
衛福部部定牙髓病科專科醫師——林晏如
衛福部部定牙髓病科專科醫師——張智堯
衛福部部定牙髓病科專科醫師——昌唯昀
衛福部部定牙髓病科專科醫師——陳亭安
衛福部部定牙髓病科專科醫師——盧宛瑜
台灣大學臨床牙醫研究所牙髓病組碩士——陳乃源

4

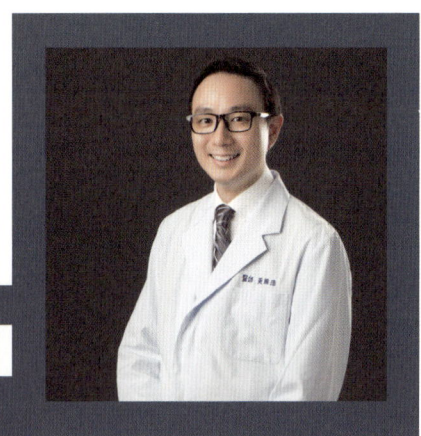

Chapter 4 顯微根管治療科

統籌 黃國浩 醫師

經歷：
衛福部部定牙髓病科專科醫師
中華民國牙髓病學會理事 / 專科醫師
甄審委員
台灣大學臨床牙醫學研究所兼任助理教授
台大醫院牙髓病科兼任主治醫師
台灣大學臨床牙醫學研究所碩士 / 博士
中山醫學大學牙醫學學士

共同撰文：
衛福部部定牙髓病科專科醫師——吳敏慈
衛福部部定牙髓病科專科醫師——黃聖文
衛福部部定牙髓病科專科醫師——吳庭宜

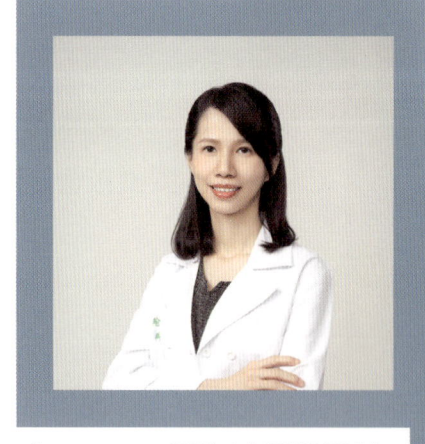

Chapter 5 贋復補綴假牙科

統籌　蔡宛錚 醫師

經歷：
台大醫院假牙補綴科兼任主治醫師
台大醫院牙科部總醫師
台灣大學臨床牙醫研究所補綴組碩士
台灣大學牙醫學士
中華民國假牙贋復牙醫學會會員醫師
衛福部部定家庭牙科專科醫師
雅意牙醫診所院長

共同撰文：
台灣大學臨床牙醫研究所補綴組碩士——蔡宛錚
台灣大學臨床牙醫研究所補綴組碩士——許家彰
台灣大學臨床牙醫研究所補綴組碩士——陳品翰

6

統籌 許嘉瑩 醫師

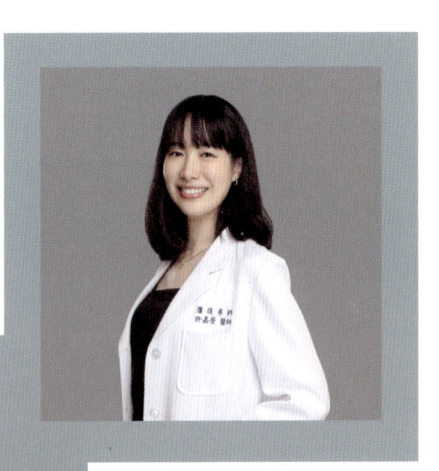

Chapter 6 固定假牙科

經歷：
台大醫院北護分院贋復補綴科主治醫師
前台北醫學大學附設醫院贋復牙科專任醫師
衛福部贋復補綴牙科會員醫師
衛福部部定家庭牙醫科專科醫師
隱適美隱形矯正認證醫師
御瑞牙醫診所院長
語悅牙醫診所副院長

共同撰文：
台大醫院北護分院贋復補綴科主治醫師──許嘉瑩
衛福部部定贋復補綴牙科專科醫師──王嘉賢
衛福部部定贋復補綴牙科專科醫師──林顯書
中華民國贋復牙科學會會員醫師──劉俊霆
衛福部部定贋復補綴牙科專科醫師──黃冠中

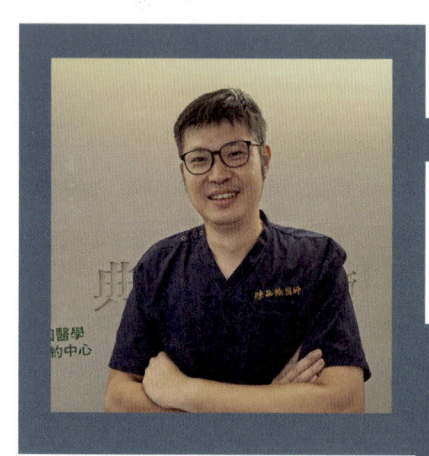

Chapter 7 活動假牙科

統籌　陳品翰 醫師

經歷：
台北醫學大學牙醫學士
台灣大學臨床牙醫研究所補綴組碩士
前台大醫院牙科部醫師
中華民國口腔植體學會研究員醫師
典樺牙醫診所院長

共同撰文：
衛福部部定家庭牙醫科專科醫師──楊雅棻
台大醫院北護分院家庭牙科主治醫師──施維恆
前美國紐澤西榮民總醫院牙科部醫師──劉淊萱
台灣大學臨床牙醫研究所補綴組碩士──陳品翰

8

統籌　林士峻 醫師

經歷：
美國波士頓大學牙醫學碩士
美國國家牙周病暨植牙專科理事會院士
（Diplomate,American Board of Periodontology）
美國國家牙周病暨植牙專科醫師
美國波士頓大學牙周病暨植牙專科醫師
衛福部部定牙周病科專科醫師
衛福部部定家庭牙醫專科醫師
國防醫學院牙醫學系臨床助理教授
優政牙醫診所院長

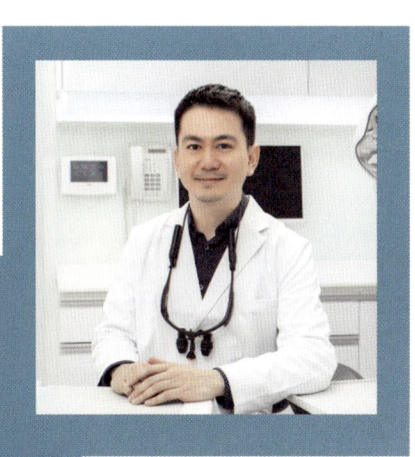

Chapter 8 牙周病科

共同撰文：
美國國家牙周病暨植牙專科理事會院士——李瑜庭
美國國家牙周病暨植牙專科理事會院士——沈芝齊
衛福部部定牙周病科專科醫師——張郁佳
衛福部部定牙周病科專科醫師——羅卓鈺
衛福部部定牙周病科專科醫師——李宜芳

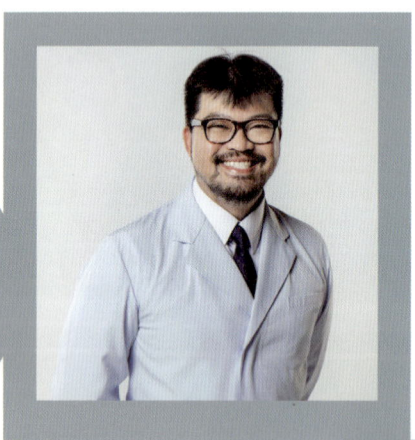

Chapter 9 口腔外科

統籌 洪孟豪 醫師

經歷：
台灣大學牙醫系學士
台灣大學臨床研究所口腔外科組碩士
前台大醫院牙科部主治醫師
衛福部部定口腔外科專科醫師
衛福部部定家庭牙醫科專科醫師
前台北市牙醫師公會理事
公園景福牙醫診所院長

共同撰文：
衛福部部定口腔外科專科醫師——洪孟豪
德國杜易斯堡—埃森大學口腔外科植牙碩士——周怡安
羅東博愛醫院口腔顎面外科代理主任——蔡孟君
衛福部部定口腔外科專科醫師——何宗訓

10

統籌 彭冠諺 醫師

經歷：
台灣大學臨床研究所齒顎矯正碩士
衛福部部定齒顎矯正科專科醫師
陽明交通大學口腔醫學部兼任主治醫師
隱適美隱形矯正認證醫師
辰田齒顎矯正牙醫診所院長

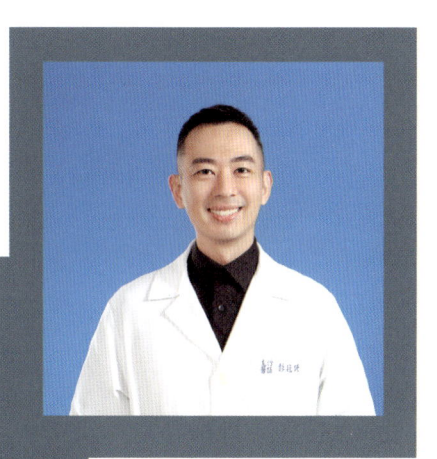

Chapter 10 齒顎矯正科

共同撰文：
衛福部部定齒顎矯正科專科醫師──蔡孟芸
台北醫學大學附設醫院牙科部齒顎矯正科專科醫師──邱伯如
衛福部部定齒顎矯正科專科醫師──陳怡秀
衛福部部定齒顎矯正科專科醫師──涂佩君
台北醫學大學附設醫院牙科部齒顎矯正科專任醫師──蕭惠君
衛福部部定齒顎矯正科專科醫師──莊子伶
衛福部部定齒顎矯正科專科醫師──康淑媚
衛福部部定齒顎矯正科專科醫師──許家樺

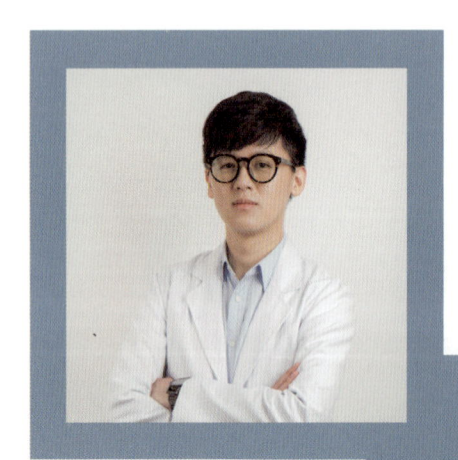

Chapter 11 兒童牙科

統籌 曹頎 醫師

經歷：
衛福部部定兒童牙科專科醫師
前衛福部立雙和醫院牙科部總醫師
前衛福部立雙和醫院兒童牙科醫師
天主教輔仁大學附設醫院兒童牙科主治醫師

共同撰文：
衛福部部定兒童牙科專科醫師——曹頎
前台北醫學大學附設醫院兒童牙科醫師——黃育亭
前台北醫學大學附設醫院牙科部醫師——邱莞婷
前台大醫院牙科部醫師——劉美芳
前台北醫學大學附設醫院牙科部醫師——黃冠婷

12

統籌 陳健誌 醫師

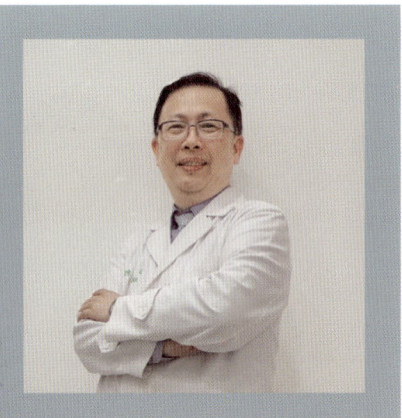

Chapter 12 顳顎關節科

經歷：
台北醫學大學牙醫學系牙醫學士
台大牙醫專業學院臨床牙醫學研究碩士暨博士
台大牙醫專業學院牙醫學系兼任講師
台北醫學大學牙醫學系兼任助理教授
中山醫學大學牙醫學系兼任副教授
台大醫院牙科部補綴科兼任主治醫師
台北醫學大學醫學院附設醫院兼任主治醫師
天主教耕莘醫院牙科部兼任主治醫師
前天主教耕莘醫院牙科部人工植牙中心主任
衛福部部定贋復牙科學會專科醫師
衛福部部定家庭牙醫科學會專科醫師
台灣顳顎障礙症學會專科醫師
中華民國口腔植體學會專科醫師
健誌牙醫診所院長

共同撰文：
台灣顳顎障礙症學會專科醫師──林顯書
台灣顳顎障礙症學會專科醫師──簡玉婷
台灣顳顎障礙症學會專科醫師──陳健誌
台大醫院北護分院神經科主任──江樸田

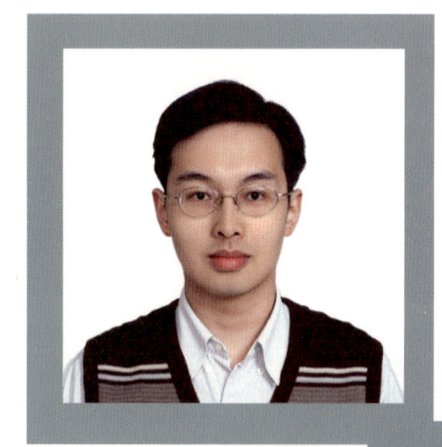

Chapter 13 口腔診斷科

統籌　王逸平 醫師

經歷：
台灣大學牙醫學士
台灣大學臨床牙醫研究所博士
台大醫院牙科部專任主治醫師
衛福部部定口腔病理科專科醫師
衛福部部定口腔病理學會理事
衛福部部定家庭牙醫科專科醫師

共同撰文：
衛福部部定口腔病理科專科醫師——王逸平

14

統籌 李瑜庭 醫師

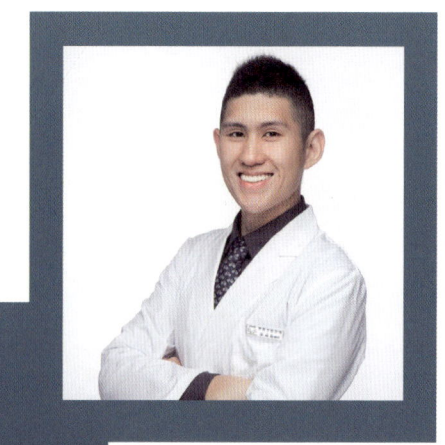

Chapter 14 人工植牙科

經歷：
美國波士頓大學牙周病暨植牙專科醫師
美國波士頓大學牙周病學碩士
美國牙周病學會院士
三軍總醫院牙周病科臨床指導醫師
國防醫學院牙醫學系講師指導醫師
語悅牙醫診所院長

共同撰文：
美國國家牙周病暨植牙專科理事會院士──林士峻
衛福部部定牙周病科專科醫師──黃振邦
台大醫院牙周病科兼任主治醫師──王思翰
衛福部部定牙周病科專科醫師──陳家豪
衛福部部定牙周病科專科醫師──鄭凱元
杏保醫網信誠診所耳鼻喉科主任──李晏廷

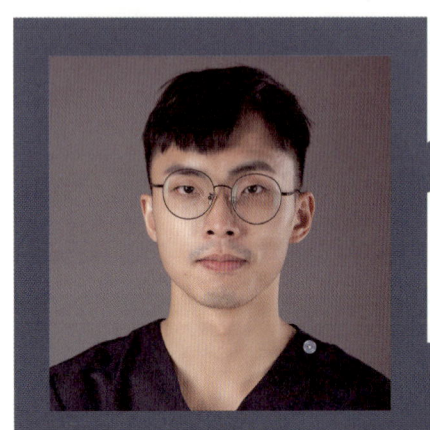

Chapter 15 美學牙科

統籌　張力仁 醫師

經歷：
前台大醫院牙體復形暨美容牙科專任醫師
台大臨床牙醫研究所牙體復形暨美容牙科碩士班
中華民國牙體復形學會專科訓練醫師
中山醫學大學牙醫學士

共同撰文：
前台北榮總 / 亞東醫院牙科部醫師──黃建瑋
衛福部部定牙體復形科 / 家庭牙醫科專科醫師──魏緯昕
美國國家牙周病暨植牙專科理事會院士──李瑜庭
美國國家牙周病暨植牙專科理事會院士──林士峻

16

統籌 簡玉婷 醫師

經歷：
前台大醫院假牙贗復科兼任主治醫師
台大醫院人工植牙暨全口重建專科醫師
台灣大學臨床牙醫學研究所贗復碩士
台北醫學大學牙醫學士
台植盟植牙專科醫師
中華民國口腔植體學會專科醫師
中華植體美學醫學會專科醫師
台灣顳顎障礙症學會專科醫師
台灣世界臨床雷射醫學會專科醫師
台灣睡眠醫學學會專科醫師
巧玉牙醫診所院長

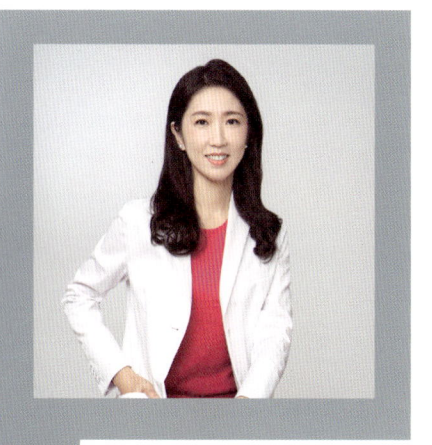

Chapter 16
睡眠呼吸中止症

共同撰文：
前馬偕紀念醫院牙科部主任 / 台灣顳顎障礙學會專科醫師 / 台灣睡眠醫學學會專科醫師——王慧媛
台灣顳顎障礙症學會 / 台灣睡眠醫學學會專科醫師——黃瀞儀
台灣顳顎障礙症學會 / 台灣睡眠醫學學會專科醫師——簡玉婷

認識牙齒

在探索牙齒問題前，先來認識我們的牙齒吧！

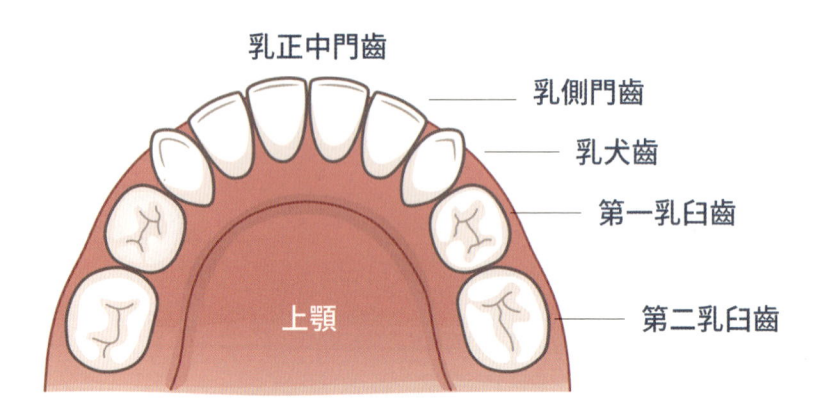

乳齒

上顎
- 乳正中門齒
- 乳側門齒
- 乳犬齒
- 第一乳臼齒
- 第二乳臼齒

下顎
- 第二乳臼齒
- 第一乳臼齒
- 乳犬齒
- 乳側門齒
- 乳正中門齒

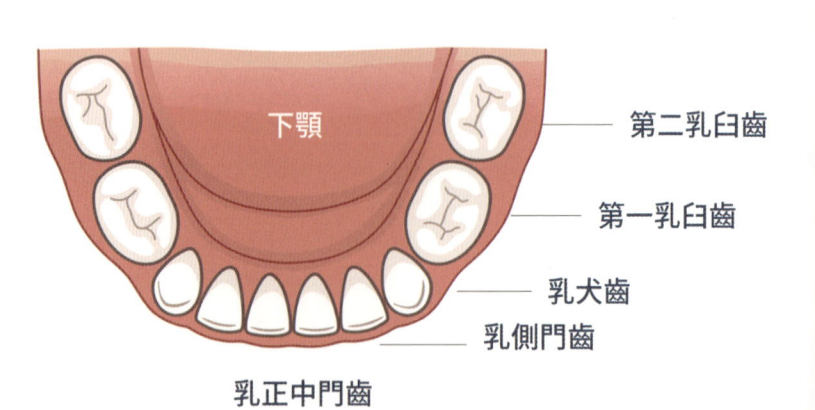

認識牙齒

- 第一顆乳牙通常於出生後的第 6 個月開始萌發出來，大約在 2 ～ 3 歲之間會全部萌發完成。

- 第一顆萌發的乳牙通常是下顎正中門齒，接著為上顎正中門齒，然後往後方依序長出。

- 乳牙通常較成人的恆牙潔白，但因組成結構的關係，較容易蛀牙，且牙髓腔較大，一旦蛀牙，很快需要做根管治療。

恆牙

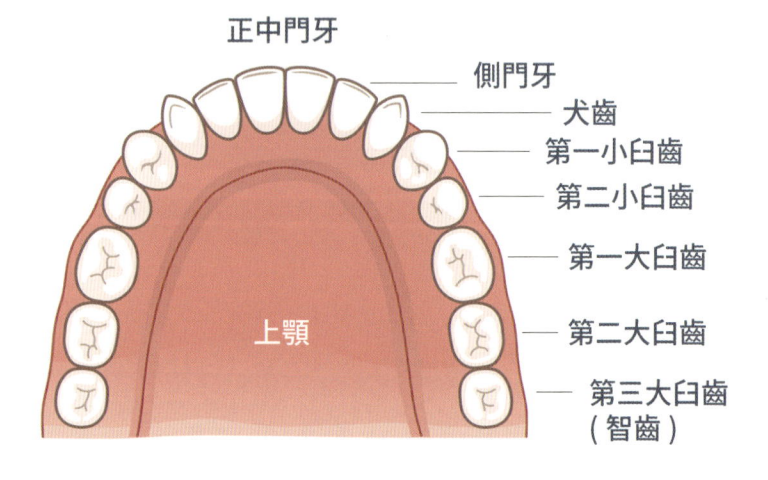

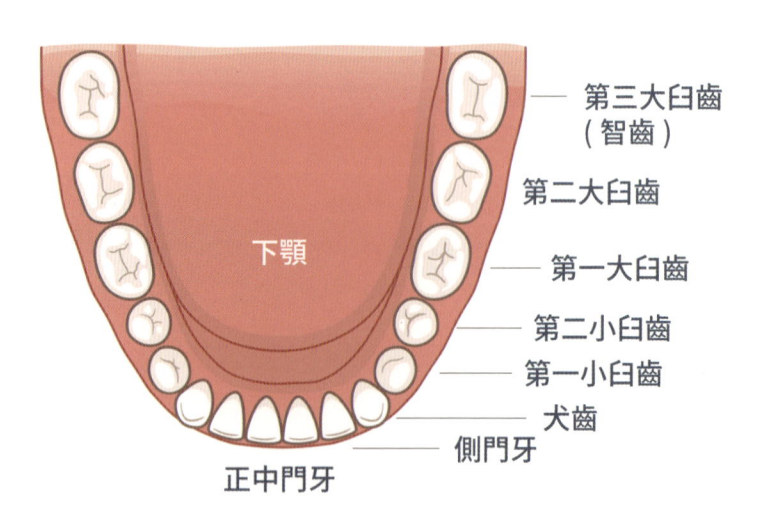

上顎
- 正中門牙
- 側門牙
- 犬齒
- 第一小臼齒
- 第二小臼齒
- 第一大臼齒
- 第二大臼齒
- 第三大臼齒（智齒）

下顎
- 第三大臼齒（智齒）
- 第二大臼齒
- 第一大臼齒
- 第二小臼齒
- 第一小臼齒
- 犬齒
- 側門牙
- 正中門牙

- 恆牙通常在 6～7 歲時，由上或下顎第一大臼齒開始萌發。接著為上或下正中門牙往齒列後方陸續萌發。

- 下顎門牙萌發時，若乳門牙還沒脫落，常會長在乳門牙後方，這是正常現象，家長不用擔心。

- 剛萌發出來的恆牙，組成為磷灰石，較無法抗酸性物質的侵蝕，氟化物可以將其組成改變成氟化磷灰石，較能抵抗酸性物質的侵蝕，這也是為什麼恆牙萌發前期容易蛀牙，但過了青春期後，蛀牙率就會下降，這是因為良好的刷牙習慣，強化了牙齒的結構。

牙齒結構

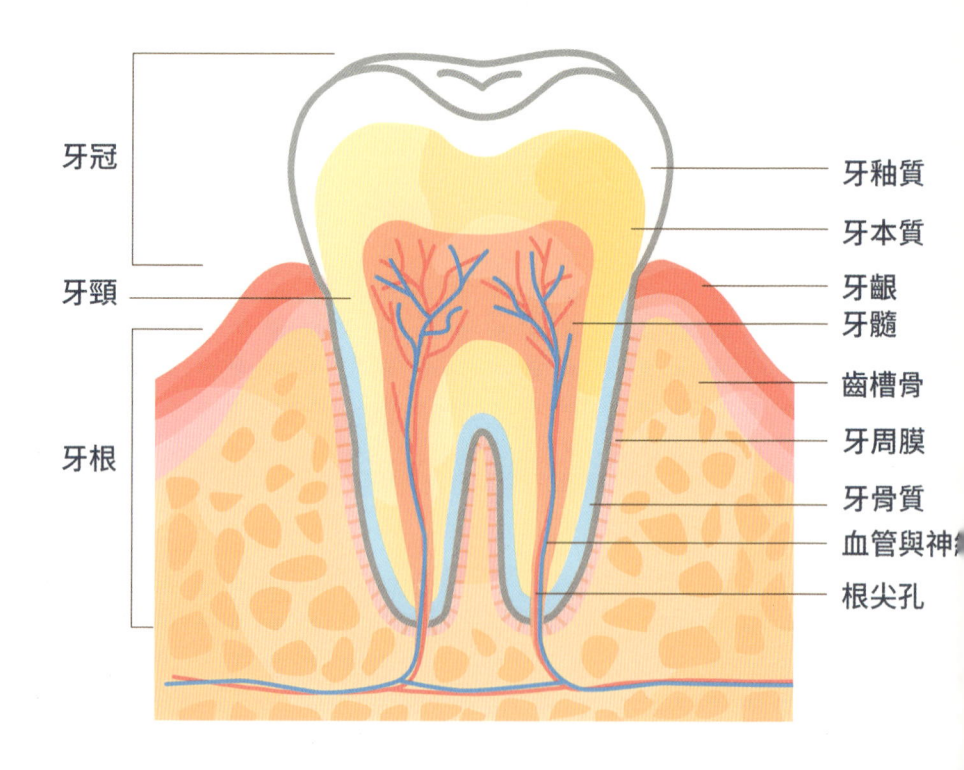

牙冠

牙頸

牙根

牙釉質
牙本質
牙齦
牙髓
齒槽骨
牙周膜
牙骨質
血管與神經
根尖孔

- 蛀牙從牙釉質開始往內部侵蝕，牙釉質的結構較抗酸性侵蝕，因此本階段蛀牙的時程會長一點，但一旦蛀到牙本質，就會加速往牙髓腔侵蝕，而蛀到牙本質就開始會有酸軟現象發生。

- 牙骨質的結構和牙本質類似，當牙齦萎縮後，裸露出的牙骨質，會讓病患在接觸冷水或是冷空氣時，有酸軟的感覺，程度因人而異。

- 根管治療，就是將牙髓腔及牙根管內部的神經血管或是生物填充物清除乾淨，如果沒有清除乾淨，會在根尖孔產生發炎的現象。

- 所謂牙周病，除了先天基因的問題之外，主因是牙齦與牙齒交界處的牙菌斑沒有清潔乾淨，導致牙齦長期發炎，此炎性反應，會導致齒槽骨逐漸吸收破壞，牙齦跟著萎縮，最終導致牙齒在齒槽骨內的部位減少，牙齒開始搖動。

CHAPTER 1
家庭牙科

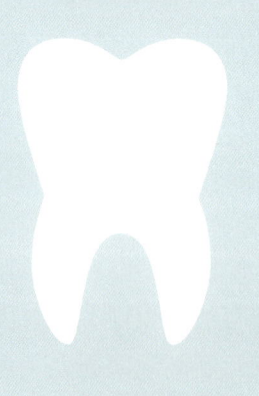

家庭牙科主要針對一般牙科疾病的診斷與治療，是照護民眾口腔衛生的第一道防線。家庭牙科的工作，除了例行性口腔檢查、洗牙、衛教等，也會施行各項牙科治療，例如：齲齒填補、簡單拔牙、根管治療、假牙製作、牙周治療等。若遇到病情較複雜的病患，還可以協助會診其他各專科，扮演治療計劃的統籌者，是病患與各個專科之間的橋樑，讓患者得到有效而完整的口腔照護。

（前台大醫院牙科部醫師　劉美芳）

CHAPTER 1

Q1 應該多久檢查一次牙齒？

一般成人建議每半年做一次口腔檢查，且年滿 12 歲以上即可做健保洗牙，除一般民眾每半年給付洗牙一次外，高風險疾病患者則是每三個月即可接受健保洗牙照護，如懷孕婦女、糖尿病、口乾症患者或是腦血管疾病、洗腎、惡性腫瘤等。

12 歲以下之孩童至少每半年口腔檢查一次，如孩童屬於蛀牙高風險族群或其他需求，須經醫師專業評估則可能是每三個月或更短時間進行回診追蹤。

蛀牙前期不一定有症狀，通常定期洗牙檢查時會以 X 光輔助檢查與追蹤。而當牙齒出現症狀如感到酸軟或咬起來有疼痛感等，建議盡快預約看牙，找出可能的病因，提早診治。

（前台北醫學大學附設醫院牙科部醫師 鄧宛瑄）

Q2 如何刷牙才正確？

建議使用貝氏刷牙法，並掌握以下幾個原則：

- 刷牙工具

  選擇軟毛小頭的牙刷,刷毛不要太密,電動牙刷和一般牙刷皆適用此原則。

- 刷牙時機與時間

  謹記口訣:刷牙333:三餐飯後刷牙、餐後3分鐘內刷牙,每次刷牙至少3分鐘。

- 刷牙位置與技巧

  牙齒三面都要刷到:外側(頰側)、內側(舌/顎側)、咬合面。刷外側和內側時,牙刷橫放在牙齒和牙肉交界處,刷毛朝向此位置呈45度,一次刷2顆,橫向來回刷10～15次,力道不用太大。

以上清潔範圍不包含牙縫區,牙縫之清潔需另外搭配使用牙線或牙間刷輔助。

(前台北醫學大學附設醫院牙科部醫師 鄧宛瑄)

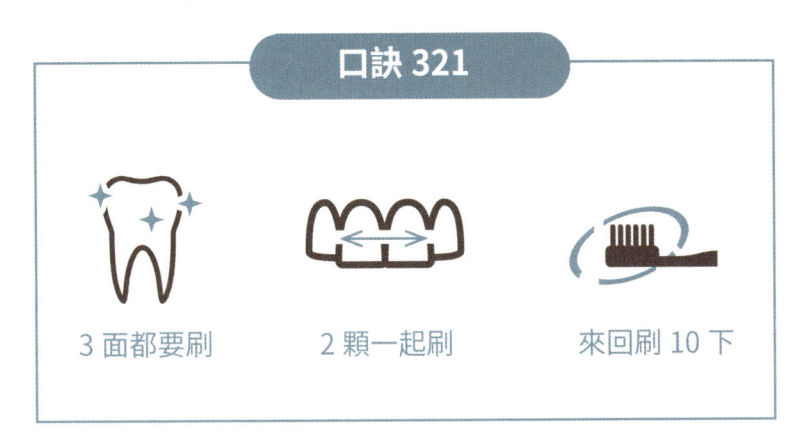

口訣 321

| 3 面都要刷 | 2 顆一起刷 | 來回刷 10 下 |

CHAPTER 1

Q3 刷牙時靠牙齦的地方會酸，是蛀牙了嗎？

牙齦萎縮造成的牙根暴露與耗損，容易導致牙齒敏感，建議刷牙時搭配抗敏感牙膏使用，並注意刷牙力道要輕柔，避免牙根表面繼續磨損。若症狀持續，或出現較劇烈的酸痛感，建議可到診所就診評估。

（前台北醫學大學附設醫院牙科部醫師　鄧宛瑄）

Q4 刷牙及用牙線時會流血，是清潔太大力了嗎？

刷牙或用牙線流血的原因通常是牙齦發炎導致，而會發炎是因為牙齒沒有清潔乾淨。因此不能因為出血就不敢清潔，牙菌斑繼續堆積反而會讓發炎惡化。

當牙菌斑沒有清乾淨而長期堆積久了便會變成牙結石，此時牙菌斑更容易附著而惡性循環，細菌可能讓牙周組織從暫時性的破壞變成永久，因此刷牙流血也可作為牙周病之警訊，若已確實加強清潔但出血仍持續，甚至有疼痛腫脹之症狀，建議到牙醫診所就診請醫師評估。

（前台北醫學大學附設醫院牙科部醫師　鄧宛瑄）

Q5 牙齒上出現黑點是不是蛀牙了？

家長有時候會在小朋友的牙齒表面或靠近牙齦的齒面，廣泛性發現黑黑的東西，刷不太掉或刷掉又長出來，這種情形大部分是因為口腔內一種放線菌所產生的現象，相對來說它屬於好的菌種，除了不好看之外，對口腔健康其實並沒有傷害，當這種好菌數量較多時，蛀牙菌相對反而減少而比較不容易蛀牙，所以父母對於小朋友口腔內的這種狀況不用太過擔心。

但如果是在咬合面或鄰接面的黑點，就要透過牙科探針去探測是否鬆軟，以及透過咬翼片拍攝進一步判斷是否為蛀牙。

成人常因飲食關係，譬如吃深色食物或喝茶喝咖啡，造成牙齒表面色素沉積變黑或褐色，這種只是染色或牙垢，並不算蛀牙。咬合面若在較深的溝槽內有黑色染色，但組織是硬硬的，也不算蛀牙。如果是在牙齒表面或鄰接面發現黑點，則還是要透過拍攝咬翼片，讓牙醫師進一步判斷是否蛀牙。

（前三軍總醫院牙科部醫師　洪士堯）

CHAPTER 1

Q6 檢查牙齒，可能需要拍哪些 X 光片？

牙科診斷及治療需要拍攝 X 光輔助，可清楚了解口腔內牙齒、神經、骨頭等狀況。常用項目如全口環景、根尖片、咬翼片、側顱等，為 2D 影像，現今初次前往牙醫診所就診，診所都會先拍攝一張全口環口攝影片，可以提供牙醫師大部分的口內資訊，如下圖所示。

此外，錐狀射束電腦斷層掃描（CBCT）可以建立 3D 的口腔影像，提供大量的資訊，包括牙根位置、傾斜角度、骨頭型態或周邊的解剖構造──血管、神經或鼻竇，經由詳盡的分析，來擬定一個完整的治療計畫，能大大提升手術的安全性與成功率。

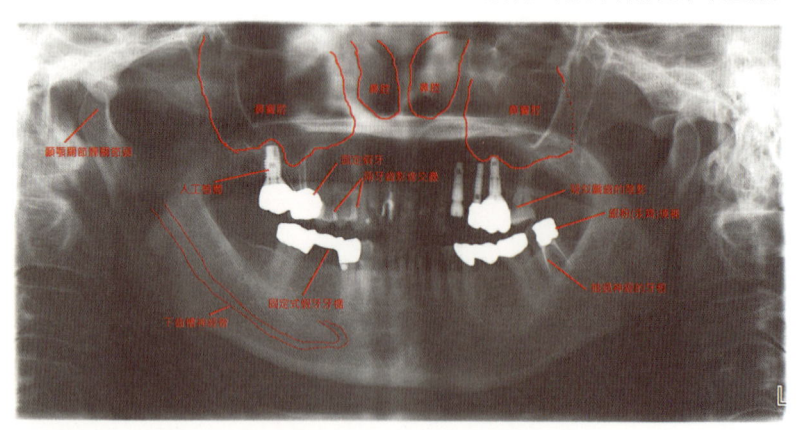

（前台大醫院牙科部醫師 何宜潔）

到牙醫診所拍攝的全口環口攝影片所能看到的影像資訊。

Q7 牙科治療常常需要拍 X 光片,會不會容易罹癌?

國際放射防護委員會（International commission on Radiological Protection，簡稱 ICRP）建議，一般民眾輻射限值為每人每年不得超過 5 毫西弗，照射一張根尖 X 光是 0.005 毫西弗，換算下來，照 1000 張才會超標，所以這劑量相對是安全的。拍攝時建議穿鉛衣，以保護身體其他部位，減少輻射的影響。

註：
- 根尖片：0.005 毫西弗
- 全口 X 光：0.01 毫西弗
- 牙科錐狀束電腦斷層：0.011～1.073 毫西弗（小範圍～大範圍）
- 一般人每年接受的天然輻射：1.6 毫西弗
- 一年每天一包菸：13 毫西弗
- 台北往返美國西岸班機：0.09 毫西弗

（前台大醫院牙科部醫師　何宜潔）

CHAPTER 1

Q8 有沒有讓牙齒變白的有效方法？

牙齒美白可以分為噴砂美白、居家美白、冷光美白。噴砂美白屬於物理性的美白，針對病患常喝茶、喝咖啡、抽菸、吃檳榔所產生的齒垢，透過微粒子在臨床上把這些齒垢噴掉，讓原本被齒垢覆蓋的牙齒表面露出來，達到美白效果。

居家美白和冷光美白都屬於化學性的美白，透過美白藥劑塗抹於牙齒表面，讓藥劑與牙齒表面產生化學作用，達到牙齒表面變白的效果。要注意的是，化學性的美白短期可能會有牙齒敏感的現象，使用時建議搭配抗敏感牙膏使用，幸好這種敏感性大多屬於暫時性的，不會造成長期傷害。

特別要提醒的是，做居家美白和冷光美白前都要先檢查蛀牙，等蛀牙處理完才可以施做，否則會造成蛀牙加劇。另外，美白效果長短也會因病患飲食習慣而有所不同，如果病患深色食物進食頻率高的話，美白效果的維持時間就會縮短。因前述美白方式都作用在牙齒表面，所以美白效果有其極限，如果病患期望要像明星上鏡頭時那樣，擁有一口非常潔白的牙齒，建議改做前牙貼片或全瓷冠等假牙類產品。

最後再提一下，市售的美白牙膏其實大多是添加微粒子，透過

刷牙時研磨牙齒表面以達到美白效果，效果有限。若要讓牙齒變白，還是以上述所說明的幾種方法較有效果。

（前三軍總醫院牙科部醫師 洪士堯）

Q9 關於洗牙的四大迷思

・牙齒會不會愈洗愈薄？

洗牙不會讓牙齒愈洗愈薄。一般我們使用的洗牙超音波器械，主要是使用超音波洗牙機頭的高頻率來回震動，並製造小水泡在牙齒表面，把卡在牙齒上的牙結石給震掉。洗牙機頭本身是鈍的，只要正確的使用，不會傷害牙齒。

・洗完牙後，牙縫變大、牙齒變酸，是牙被磨壞了嗎？

當牙齒上覆蓋了厚厚的牙結石，我們不會明顯感覺到牙縫，而是感覺牙齒表面平平粗粗的。當這些傷害牙周組織的牙結石被清除後，原本占據牙縫的結石不在了，所以才會有「牙縫變大」的錯覺。

洗牙後牙齒變酸，則是因為牙周病造成牙齦或齒槽骨退縮所導致的敏感性牙齒，在洗掉了厚厚的牙結石後，感覺變得更敏銳，

CHAPTER 1

這種情形下更需要定期洗牙，以及養成良好的口腔衛生習慣。

・洗牙時會流血又有點酸痛，是不是牙醫師太粗魯了？
洗牙這個名詞常會給人一種錯誤印象，以為就是用水洗洗而已。其實，牙結石覆蓋的牙齦表面常會呈現紅腫發炎現象，當我們去除牙結石的過程中觸碰到它，就會引起疼痛感，甚至出血。所以如果牙齦處在發炎狀態下，在洗牙治療過程中會比健康的牙齦容易出血，並伴隨有酸痛感，這也表示更需要治療。

・洗完牙還是黑黑的，是沒有洗乾淨嗎？
一般來說，洗牙的目的是去除牙結石，牙齒表面黑黑的，可能是其他因素造成的。例如，長期抽菸、飲用咖啡或茶所造成的染色，建議使用噴砂美白來去除。

（前紐西蘭奧塔哥牙醫學院牙科醫師　王承平）

Q10 要怎麼選擇漱口水，是不是每天都要使用呢？

漱口水是口腔清潔輔助，有些包含抑菌成分，能抑制口內細菌生長，幫助預防牙齦炎和牙周病。有些漱口水裡面含氟，對於蛀牙率高的患者能幫助鞏固牙齒，對抗蛀牙。

其中含有氯己定（Chlorhexidine）成分的漱口水，在特定濃度下能達到滅菌功效，一般使用於治療牙周病或預防傷口感染，因屬於含藥漱口水不建議長期使用，長期使用有可能導致舌頭及牙齒變色，結石增多，或口乾和味覺改變等副作用。

其他有一些非藥用、無氟的漱口水，可視需求選用，使用較不受限制。

（前紐西蘭奧塔哥牙醫學院牙科醫師 王承平）

CHAPTER 1

Q11　洗完牙可以順便補牙嗎？

洗完牙是否可以順便補牙,要視臨床上牙醫師評估而定。
洗牙是清除牙齒與牙齦交界處的牙菌斑和牙結石,若病人的牙齦健康、洗牙後無滲血狀況,在診療時間許可下,可以當次進行填補蛀牙等治療。

但若牙菌斑及牙結石堆積較多,洗完牙後常有牙齦滲血狀況,此時的血水會影響補牙材料的黏著特性,導致補牙後材料容易脫落,因此有牙齦發炎滲血狀況的病人,牙醫師通常會建議預約後續的診療時間,待牙齦狀況穩定後,再進行補牙或其他的牙齒治療。

（前台北醫學大學附設醫院牙科部醫師　林佩親）

Q12　牙齒需要塗氟嗎？

氟化物對於促進琺瑯質的再礦化有顯著幫助,可以強化牙齒結構,且能抑制細菌,達到預防蛀牙的效果。

因此會建議牙齒尚在發育階段的小朋友,定期塗氟保護牙齒。

預防性塗氟

① 牙齒清潔
② 吹乾防濕
③ 氟漆塗布
④ 30 分後飲食

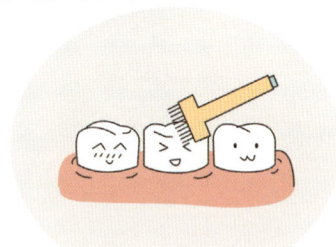

目前健保給付 6 歲以下幼童可以半年塗氟，其實在 14 歲以下牙齒生長過程中，若有氟化物的使用，包括定期塗氟，都會對小朋友的牙齒保健達到顯著效果。

成人的牙齒若有明顯脫鈣或齲齒發生率較高的現象，也建議考慮定期塗氟保護牙齒。目前政府針對 8 種高風險族群，有 3 個月免費塗氟的牙齒保健計畫，民眾可以在看診時詢問牙醫師自己的牙齒狀況，請醫師評估是否有塗氟的必要。

另外，要特別提醒民眾，每天的牙齒清潔工作，包括刷牙及牙線使用，還有定期的牙齒檢查都是必須的，塗氟並不能完全取代日常的清潔哦！

（前台北醫學大學附設醫院牙科部醫師　林佩親）

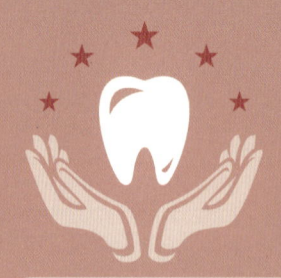

下列 8 種人牙齒塗氟政府有補助

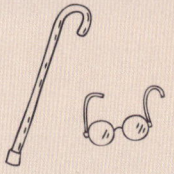

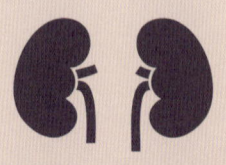

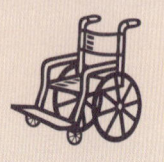

- 糖尿病患者
- 癌症患者
- 65 歲以上
- 身心障礙者
- 中風、帕金森氏症
- 使用雙磷酸鹽類或抗骨鬆單株抗體藥物
- 洗腎患者
- 口乾症患者

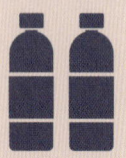

Q13 牙齒裂掉了怎麼辦？

牙齒裂掉這件事比想像中還常發生。一般來說，牙齒裂掉的裂痕無法以任何形式做完好的填補，這就像玻璃破了，再怎麼修補也不能完好如初，而治療裂掉的牙齒，根據裂痕的深度通常會有以下兩種不同結果：

• 裂痕深度僅限於牙冠部分，未延伸至牙根
這種情況下，疼痛通常來自於裂痕造成的牙髓神經血管發炎或壞死，可以先嘗試做根管治療，排除根管內的發炎來源，同時可以從牙髓腔內壁再去確認裂痕深度，如果根管治療後症狀消失，並且裂痕沒有延伸到牙根的狀況，可以再接續製作臨時與正式牙套，並在製作過程中嘗試修磨掉裂痕。

需要注意的是，能夠以這種方式治療成功的例子屬於極少數，因為只有很少部分的裂痕真正只裂到牙冠部分。

• 裂痕延伸至牙根，或是裂掉的牙齒在根管治療後仍有疼痛狀況
大部分的齒裂狀況屬於這一類，由於沒有辦法阻止細菌沿著裂痕往下破壞，只能評估做牙齒拔除，以及拔牙後缺牙部分的治療方式，如植牙、牙橋以及活動假牙。

CHAPTER 1

在此要特別提醒的是,一旦發生牙齒裂掉的狀況,除了治療之外,更重要的是要反思這顆牙裂掉的原因。臨床經驗上,真正單純因為咬到硬物造成齒裂的比例並不太多,大部分牙齒斷裂,都是由於長期咬合力量過大,或缺牙造成後牙力量過於集中,還有就是過大的牙齒填補物,以及做過根管治療卻沒有套上假牙保護的牙齒,也就是說,如果因為以上原因造成牙齒斷裂,那麼,同樣的悲劇很有可能會再次發生在其他顆牙齒上。

(前台北／林口長庚紀念醫院牙科部醫師　許立澤)

Q14 牙痛可不可以吃藥就好?

造成牙齒疼痛的原因很多,不管來源為何,都不是單純只靠藥物就能夠永遠解決,因為疼痛一定有它的來源,唯有找出疼痛來源並加以解決,才能夠防止情況的惡化。

很多患者來看牙的時候,都會叮嚀自己非常害怕來看牙醫,因此牙齒不舒服都先自行吃藥解決,等到吃藥沒辦法解決的時候,才硬著頭皮來找牙醫,往往錯過了可以簡單治療的先機,導致許多牙齒必須施以根管治療,或做牙套,甚至植牙等方式才能夠解決,額外花費非常多的時間與金錢成本。

很多牙齒問題一開始都是無症狀的,像初期的蛀牙或牙周病,都能用簡單的方式治療。若等到疼痛產生了,大多數已演變到相當嚴重的程度,甚至已經影響到多顆牙齒。因此,一旦疼痛發生,應該立刻到診所或醫院找醫師檢查,以防止更多的牙齒受到牽連。

(前台北/林口長庚紀念醫院牙科部醫師 許立澤)

CHAPTER 1

Q15 市售牙膏百百種，怎麼選擇才好？

- 含氟牙膏

氟化物是一種化合物，它包含氟元素（Fluorine）。在牙科和口腔衛生領域，氟化物通常指的是氟化物離子，是氟元素與其他元素（通常是鈉、鈣）形成的化合物。

刷牙時，含氟牙膏中的氟離子，會與牙釉質表面的礦物質相互作用、強化琺瑯質，在牙齒表面產生再礦化作用，修復前期蛀牙的微小損害，重建牙齒表面的琺瑯質，鞏固牙齒、增加牙齒的耐酸性，在飲食過程中繼續保護牙齒，免受酸性物質的侵蝕。

氟化物本身也具有抑制口腔內蛀牙菌增生的效果，並降低細菌的製酸能力，因此定期使用含氟牙膏有助於維持口腔健康，降低患齲齒的風險。

- 抗敏感牙膏

民眾常因吃進冰冷和酸性食物，引發短暫而尖銳的疼痛。這種敏感稱為「牙本質知覺敏感症」，當牙本質小管暴露時，就會引起敏感不舒服。冷、熱飲都會引起牙本質小管內液體流動，刺激牙本質深處的神經，導致短暫而尖銳的疼痛。

抗敏感牙膏的主要功能為緩解牙神經疼痛，幫助舒緩敏感性牙齒，有些抗敏感牙膏會修復牙齒脆弱敏感的部位，形成保護層以阻擋外部的刺激。

・美白牙膏

牙齒表面會因為飲食習慣，如抽菸、吃檳榔、喝咖啡、品茗等出現染色情況，為了還原牙齒的本色，美白牙膏應運而生。市售的美白牙膏，製作原理大致可分為物理性與化學性兩種：

1. 物理性美白牙膏

含有微小的顆粒（研磨成分），例如二氧化矽、氧化鋁、碳酸鈣、矽酸鹽等，利用這些研磨粒子對牙齒的摩擦，去除齒面上的染色與汙垢。

2. 化學性美白牙膏

利用添加過氧化物，藉著氧化還原作用來去除染色。但使用美白牙膏需要留意，若過度使用可能會導致牙齒敏感、損傷琺瑯質的情況。

・牙齦護理牙膏／牙周病牙膏

適合牙周病人使用，藉由「抗菌」成分（如異丙基甲基酚、二氯苯氧氯酚等）去除牙菌斑，徹底深層潔淨牙齒和牙齦，緊實牙齦，減少牙齦炎的發生。「消炎」成分（如傳明酸、黃柏樹皮萃取物等）可幫助緩解牙齦紅腫與疼痛，幫助預防牙齦出血狀況。含氟配方則可以強化琺瑯質，提升抗菌力。

• 兒童牙膏

市面上有許多水果口味的兒童牙膏,供小朋友選擇,提高兒童對刷牙的接受度。但要注意,濃度超過 1000ppm 的含氟牙膏才能真正有效預防蛀牙!

• 草本牙膏

強調由多種天然草本植物製成,有抑制口腔內蛀牙菌及牙周病細菌,降低牙周病發生率,預防口腔異味之效。並不含化學合成顆粒傷害牙齒,進而避免牙齒敏感。

• 不含氟牙膏

含氟牙膏有其效果和優點,但氟化物不是所有人都適用,因使用含氟牙膏過敏長痘痘的也大有人在。於是,市面上也有無氟牙膏的選項。

無氟牙膏有以下幾項好處:

一、避免氟中毒風險:使用無氟牙膏可以避免過量接觸氟化物,若長期過量攝入可能會導致氟中毒;不含氟牙膏推薦給兒童和幼兒使用,減少誤吞牙膏後的中毒風險。

二、避免氟斑牙:氟斑牙是由於兒童在牙齒發育過程中,接觸過多氟化物而導致的一種牙齒變色、出現瘢痕的問題,選用不含氟牙膏可降低發生風險。

三、減少化學成分使用:平時接觸太多化學物質,無氟牙膏的化學成分較少,可以減少化學藥品對人體的危害。

四、避免皮膚過敏:有些人的嘴角、下巴因為氟化物對粘膜及

肌膚的刺激,導致毛囊阻塞或發炎,可以藉由使用無氟牙膏改善痘痘問題。

· 含鹽牙膏
牙膏內含有微粒晶鹽,可收緊牙齦,預防牙齦出血,也有助預防牙肉發炎及牙周炎。

(中華植體美容醫學會專科醫師 張暐妊)

Q 16 使用電動牙刷及沖牙機護理牙齒，效果更好？

• 電動牙刷

電動牙刷為高頻率震動，可以更有效率地清除牙齒上的汙垢，不易傷到牙齦，又可分為旋轉型、聲波型和超音波型。

有些電動牙刷為了防止運轉過快，傷害牙齦，具有 360 度壓力感應燈，當下力道過大時，會自動降速亮紅燈，保護脆弱牙齦。也因為電動牙刷的清潔效率極高，故不建議在一個位置使用太大壓力或停留太久，以免長期使用下來造成牙齦萎縮，以及牙齒頸部的磨損。

• 沖牙機

沖牙機適用於術後保健，如植牙、矯正、假牙清潔、日常清潔。沖牙機可釋放無數空氣微氣，幫助清潔深處牙菌斑，溫和按摩牙齦，改善牙齦健康。沖牙機通常有不同等級的沖力，因為每個人使用技巧不一，為了避免角度不對，長期使用強力水柱易導致牙齦萎縮，通常只建議使用最弱或中等強度的沖力。

維持口腔健康必須有良好的作息、健康的身體，最重要的是口腔清潔的習慣養成。培養進食後就刷牙（漱口）的習慣，少喝含糖飲料（飲用後馬上漱口），一日至少刷牙 2 次（早晚），

並且搭配牙線及牙間刷,確實清潔牙齒間縫。定期(半年)到牙醫診所做口腔檢查及洗牙療程,以確保口腔健康衛生。

(中華植體美容醫學會專科醫師 張暐姃)

CHAPTER 2
牙體復形科

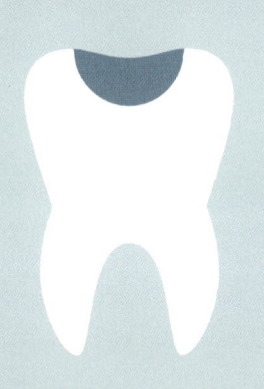

大家俗稱的「補蛀牙」是牙體復形科最常見的治療之一。但這一科的治療範疇可不僅於此喔！良好的牙體復形，能將牙齒缺損的部分回復到原有型態，使功能與美觀兼具。要有良好的治療效果，除了醫師的謹慎治療，在牙齒缺損深度太深或範圍太大時，也會有一些相對應的進階治療選項，以便讓牙齒留在口中的時間更久、更耐用，也更美觀。

本章節整理了「牙體復形科」臨床上的常見問題，包括：蛀牙的相關症狀、何時該重新補牙、術後症狀、大範圍及深度齲齒的修復等等，希望能解除大家的疑惑。

（衛福部部定牙體復形科／家庭牙醫科專科醫師 魏緯昕）

CHAPTER 2

Q1 牙齒上出現白白的色塊，是蛀牙嗎？如何消除呢？

牙齒上白白的色塊成因很多，有可能是牙齒脫鈣、氟斑齒、琺瑯質發育不全，或是一些其他原因，其中脫鈣是最常見的狀況。琺瑯質是牙齒最外層的結構，健康時有著緻密的結晶構造，看起來比較透明，表面也很平滑。

但是當清潔習慣不佳時，牙齒會因為表面細菌產生的酸性代謝物，讓礦物質被溶解、流失，而在較表層的結構中出現許多細小的孔洞，這些小洞會因為其中空氣和牙齒琺瑯質結構的差異，對光的折射率有所不同，看起來就會呈現出白色斑塊，原理和海浪的浪花是一樣的。

如果牙齒的表面平整，基本上只要維持好清潔，這些白白的色塊對健康沒有任何影響，和口內的礦物質平衡後，並不會演變成蛀牙；但是如果清潔沒有做好，這些細小的孔洞會連結在一起，造成結構崩塌，就更容易藏汙納垢，演變成蛀牙了。如果擔心脫鈣的狀況可能惡化，可以考慮塗氟保健，增加牙齒抵抗蛀牙的能力。

即便不一定影響健康，但基於美觀上的考量，有部分病人仍希望消除這些白斑。常見的處理方式有下列幾項：最保守的方法

是用酸讓孔洞打得更開,之後以樹脂浸潤的方式填滿孔隙,這樣做對牙齒的傷害最小,但是這種治療方法目前健保沒有給付,需要自費。

再來是將表層受到影響的齒質磨掉,以樹脂修復,類似補蛀牙的作法。如果範圍真的很大,同時牙齒也有一些型態上需要改變的地方,那麼貼片或牙套都是合適的治療選項。建議患者和牙醫師諮詢討論後,再決定處置方針。

(衛福部部定牙體復形科／家庭牙醫科專科醫師 魏緯昕)

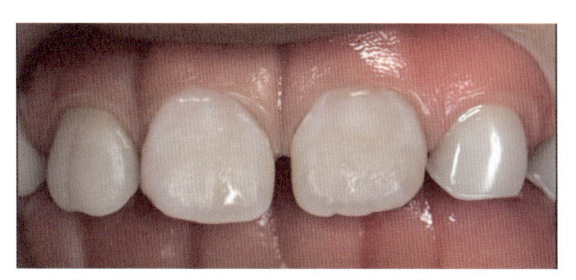

AI 生成示意圖:可以見到門牙有較白色的脫鈣區塊。

Q2 我的牙縫很大，吃東西常卡菜渣，能不能把它們補起來？

造成牙縫大的主要原因主要有以下幾項：

原因一、先天因素

每個人的牙齒排列方式和結構都不相同，有的人先天牙齒結構與排列方式較為疏鬆，有的人則因不良的口腔習慣（tongue thrust 吐舌癖），造成牙齒縫隙大。

建議治療方式

根據不同狀況成因選擇相對應的治療方式，如果是丁狀齒可以利用美學補牙、貼片改善齒列狀況；若是因為排列或不良習慣導致的大牙縫，可以利用矯正治療。

原因二、牙周因素

牙周病是一種細菌感染，牙菌斑會破壞牙周組織，導致牙齦發炎、骨頭遭侵蝕而牙齒鬆動，甚至可能因此造成牙齦萎縮、牙齒脫落，使齒列出現缺口，進而讓牙齒縫隙變大。

建議治療方法

優先治療牙周病，等牙周狀況穩定後，以清潔乾淨、容易清潔為優先，嚴重的牙周病患者不建議填補。

原因三、老化與磨損

隨著年齡增長，或平時睡覺有磨牙習慣，時間久了，牙齒可能向前推擠移位，或逐漸磨損、導致牙釉質和牙本質減少，這種磨損可能導致牙齒縫隙變大。

建議治療方法

根據不同程度的磨損有不同治療方案，單顆或局部狀況，可以利用補牙、嵌體或假牙改善；若是全口磨損，可能需要全口評估後，才能提供完整妥善的治療計畫。

（前台北醫學大學附設醫院牙科部醫師　李威橙）

Q3 冷飲熱食牙齒敏感，吃甜食又會酸，是不是蛀牙了？

牙齒敏感的主因是牙本質外露所致。凡因蛀牙造成牙冠的琺瑯質損失，或因牙齦萎縮造成牙根表面的牙齦和牙骨質耗損時，牙齒就會失去保護層，讓內層的牙本質外露。牙本質裡滿布微細管道，當牙齒直接受到外來刺激時，比如吃喝冷熱酸甜的食物、飲品，或刷牙和用牙線時碰觸到牙齒，都會觸動管道的神經末梢，患者就會感到酸刺的感覺。

當這種症狀出現的時候，記得盡快就醫，徹底檢查造成敏感的原因。

（前台北醫學大學附設醫院牙科部醫師　李威橙）

Q4 醫生說我的蛀牙太深，可能要抽神經，有沒有辦法不要抽呢？

臨床上，若將蛀牙移除乾淨後，缺損範圍若影響到牙齒的神經，傳統上會進行根管治療，也就是俗稱的「抽神經」。近期隨著生物陶瓷材料的發展，在牙齒神經健康的條件下，可嘗試進行「活髓治療」，或稱活髓保存術。

作法包含移除部分受感染的牙髓組織，填補生物相容性好的生物陶瓷材料。術後需追蹤神經狀況和活性。若發生神經不可逆發炎或壞死，仍需進行根管治療。實際情況需以臨床醫師判斷為主。

（衛福部部定牙體復形科專科醫師　陳冠旭）

牙體復形科

Q5 醫生說我的蛀牙洞太大，要用嵌體重建。什麼是嵌體？跟牙套有什麼不同？

臨床常見重建齒質缺損的方式，包括直接填補和製作嵌體及牙套（牙冠）。樹脂是目前常用的填補材料，不過其強度有一定限制，若以樹脂直接填補較大範圍的缺損，臨床上較難達到理想的復形結果。且材料保護性不足，會讓填補部位有崩落，甚至牙齒斷裂的風險。

「嵌體」或稱「3D 齒雕」，根據齒質缺損範圍設計，使用瓷塊（少數情況使用金屬材質）製作出相對應形態的部分牙套。陶瓷顏色接近自然牙，美觀性佳；材料強度較高，保護效果較好。相對於牙套（牙冠），嵌體需要修磨的齒質較少。不過嵌體製作需要評估咬合受力、磨牙習慣、清潔難易度和蛀牙率等條件，實際情況需以臨床醫師判斷為主。

（衛福部部定牙體復形科專科醫師 陳冠旭）

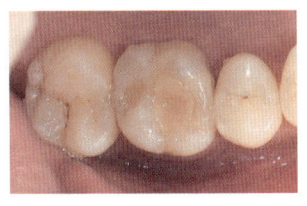

治療前：使用一般樹脂復形。　治療後：使用嵌體復形。

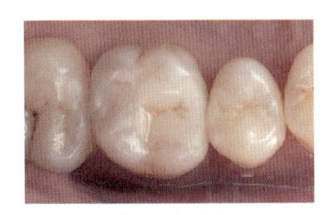

（影像授權／黃聖文）

CHAPTER 2

Q6 以前補的銀粉是否對人體有毒？需不需要換成樹脂？

銀粉的正式名稱為汞齊合金，對人體可能造成毒性的物質是補牙時或從齒內移除過程中所產生的汞蒸氣。雖有消費者團體指稱汞齊可能引起罹患阿茲海默症的風險，但美國食品藥物管理局（FDA）認為，目前尚無足夠證據顯示汞齊對人體確實有害。因此若無填補掉落、次發性齲齒或美觀需求，建議不用特意將汞齊取出。

（前台大醫院牙體復形暨美容牙科專任醫師　張力仁）

Q7 牙齒不酸不痛，也感覺不出有洞，醫師為什麼說我有蛀牙？

因為飲食精緻化，牙縫產生的鄰接面齲齒是現代人蛀牙的常見類型。因為是從牙縫蛀進去的，外觀不一定感覺到有窩洞存在。加上外層牙釉質（琺瑯質）並無神經分佈，發展初期不一定有臨床症狀。要確認是否真的齲齒，除了臨床檢查外，還要搭配適當的 X 光做輔助判斷（咬翼片或根尖片）。

（前台大醫院牙體復形暨美容牙科專任醫師　張力仁）

牙體復形科

Q8 有時候補一顆牙為什麼要花那麼多時間？可不可以請牙醫師一次就把蛀牙統統補完？

補牙的快慢，關鍵在於細膩度。一般來說，單純補牙有四個步驟：評估、移除、填補、完成。這些步驟所需花費的時間可長可短。如果沒有做好術前評估，蛀牙隨便挖幾下就塞材料進到蛀洞中，的確可以很快補完，但絕對補不好。

影響補牙速度的因素很多，除了要考慮蛀牙蛀洞的大小，還需考慮缺損的位置、離牙髓神經的遠近、缺損是否好補，還有是否影響美觀及咬合等等，甚至補完能撐多久、是否很快就會磨耗掉、或咬力太強而裂掉等等。

補蛀牙之前，大多需要先照射 X 光評估蛀牙的位置及大小，有沒有可能傷到神經，並根據評估告知病患與擬訂治療計畫。這部分有時候滿花時間的，因為病患聽到蛀牙太深可能會傷到神經，就會尋求其他方法，或是進一步討論風險及後續治療等等，甚至猶豫而不想補了。

待患者同意治療後，牙醫師必須完整移除蛀牙。除了要小心不要傷到神經之外，如果蛀在牙縫，更要小心翼翼地保護相鄰的牙齒。準備補牙前，相關的隔絕隔濕也不能少，並根據蛀洞大

小挑選適合的材料,分層填補及塑形。

最後,還要調整外型、咬合、牙縫平滑度及拋光等等。如果牙醫師都有做到上述步驟,就不是三兩下短時間可以處理好的,更不用說還要考慮到患者的張口大小,以及長時間治療下撐不撐得住等諸多考量。

因此,單次約診不建議一次補太多顆蛀牙,除了避免張口時間過長,造成關節肌肉不適,也要考慮到患者治療過程的身心舒適度。如果多顆蛀牙都蛀得很深,牙醫師會利用分顆填補來追蹤神經的狀況,避免一次補太多顆蛀牙,萬一突然痛起來,將難以判定究竟是哪一顆牙出了問題。

(亞太植牙美容醫學會專科醫師 蕭佑霖)

Q9 補牙時為什麼要在牙齒上夾夾子放防水布，一定要那麼麻煩嗎？

目前常用的補牙材料是光聚合樹脂。這類樹脂怕液體影響，除了樹脂間可能有空隙裂縫，更會造成樹脂與齒質分離、無法黏著。一旦有細微的縫隙產生，很容易造成再次蛀牙。所以，如果蛀洞位置可以使用防水布（橡皮障）隔離口水與水氣，對於樹脂類材料與牙齒的黏著有絕對的幫助。

（亞太植牙美容醫學會專科醫師　蕭佑霖）

Q10 為什麼補牙材料一直掉，是醫師技術太差嗎？

通常補牙材料一直掉，與蛀洞的大小、位置，還有患者的咬合形式有關。

現代牙科補牙的材料大多使用光照聚合樹脂，牙齒與樹脂之間會以牙科專用的黏合劑做黏著，當補牙的範圍太深太大或是窩洞太淺、患者咬合力道太強時，樹脂本身或黏著劑本身都有可能因為無法承擔咬合力而崩壞。

另外，補牙材料需要在良好的隔濕環境下，才能發揮最好效果，因此常常會有醫師使用「橡皮隔濕障」，阻隔口內口水、水氣對牙科材料補綴的不良影響。但有時候難免還是會有未完全做好隔濕的情形，這時樹脂補綴的效果也會打折扣。

（前台北醫學大學附設醫院牙科部醫師　蔡宜芳）

Q11 補完牙會酸痛怎麼辦？是不是沒有補好？

補牙材料光照聚合樹脂在光照後會產生收縮量，樹脂收縮時會拉扯到牙本質裡的結構，造成術後酸痛，大多數患者在 1～2 週內症狀會慢慢緩解。

有些蛀牙太深，也會難以處理好理想的隔濕環境，黏著劑效果會變得不夠好，造成非常微小的滲漏，這時候也會產生酸痛感。如果是這個原因造成的術後酸痛，醫師可能會視情況建議其他的贋復項目。

若是兩週後酸痛症狀沒有變好，還是很嚴重的話，建議再給醫師檢查評估。畢竟蛀牙的深度太深、蛀得離神經很近，都有機率發生術後嚴重的冷熱刺激持續性酸痛，或是自發性疼痛，這時候就要做根管治療了。

（前台北醫學大學附設醫院牙科部醫師　蔡宜芳）

CHAPTER 3
根管治療科

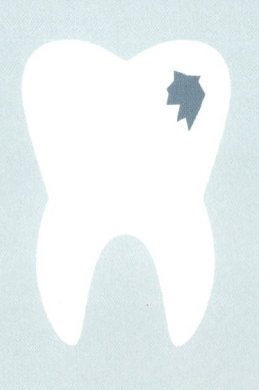

牙髓神經發炎是牙科急診的一大主因。患者因為酸痛難耐，影響進食與咀嚼功能，重則甚至會讓睡眠品質下降。常見原因是外傷或深度齲齒，造成牙髓神經受刺激發炎或壞死，導致牙髓腔內充血與壓力遽增，進而引發疼痛。當細菌等微生物，藉由牙齒內的根管系統感染，擴散至齒槽骨，嚴重者還會造成蜂窩性組織炎。

以上兩者都與牙髓神經的感染有關，必須針對發炎與壞死的組織進行處理，這就是俗稱的「根管治療」或「牙髓治療」。牙髓治療的主要方向，是移除根管系統內的微生物與壞死的神經組織，利用器械修形、沖洗液反覆消毒，並以根管糊劑進行緻密的充填，讓根管系統內達到清潔與保護效果，以維持牙齒本身的功能，避免感染。

近年來隨著生醫材料進步，除了傳統移除神經組織的治療手法外，也可以藉由生醫材料輔助，保留部分牙髓神經，產生有效的自體鈣化保護層，這種「活髓治療」慢慢成為臨床上的另一個選項。在這個單元裡，我們統整了經常困擾患者的問題，提供簡潔的回答，希望建立讀者對於「牙髓治療」的初步認識。

（台灣大學臨床牙醫研究所博士 / 中華民國牙髓病學會專科醫師 紀智文）

Q1 什麼是根管治療,和抽神經有什麼不同?

根管治療就是俗稱的抽神經,當牙齒因為牙髓發炎造成神經壞死,就需要進行根管治療。根管治療是將發炎壞死的神經血管組織移除,並用牙科的藥物填充起來。

牙髓發炎常見的原因有深度蛀牙、嚴重牙周病,及牙齒的外傷磨損引起。常見的症狀包括牙齒刺痛、悶痛、牙齦發炎腫脹,當發炎時間拉長變成慢性發炎,還可能產生牙齦膿包。

(衛福部部定牙髓病科專科醫師 林晏如)

Q2 根管治療要做多久?

根管治療會因為難易度而有療程和次數的不同,我們通常一次療程約 50 分鐘～ 1 小時。而顯微根管治療常常屬於難症,可能需要比較多次回診,如果是比較單純的治療,約 1 ～ 2 次回診就可以完成治療。

(衛福部部定牙髓病科專科醫師 林晏如)

Q3 做根管治療時為何要用橡皮障？

橡皮障是根管治療必須的防護裝備，夾在治療的牙齒上，主要目的是隔絕。如此將牙齒隔離出來，可以讓醫師操作更為方便，但更重要的是，防止細菌和唾液汙染治療區域，同時也防止尖銳器械掉入口腔造成危險。

（台灣大學臨床牙醫研究所牙髓病組碩士　陳乃源）

Q4 我想做活髓治療，適合嗎？

所謂活髓治療是指透過生醫材料的輔助，保留部分牙髓神經並產生有效的自體鈣化保護層。但活髓治療比較適合年輕病患實施，因為未成年病患的牙齒因為尚未發育完成，有再生細胞的支援修復功能，牙齒有機會保留活性繼續生長。

成年人的牙齒已經發育完成，活髓治療會是比較不穩定的治療方式，只是提供多一種治療選項。因此必須先由醫師判斷牙齒的症狀和活性狀態，活髓治療成功就不必將神經全部抽掉做根管治療，但活髓治療若在日後有牙髓發炎壞死的情形，最終仍要進行根管治療。

（台灣大學臨床牙醫研究所牙髓病組碩士　陳乃源）

CHAPTER 3

Q5 做假牙（牙套）一定要抽神經嗎？

抽神經是當牙齒神經因為蛀牙或崩裂受到感染或傷害，進而導致神經需移除時才施行。因此，若需要做假牙（牙套）的牙齒神經完整，則不需要抽神經。若有其他考量因素，如：齒質結構不足需放牙釘，或製作假牙（牙套）有平行度的考量，才可能考慮先將神經移除。

（衛福部部定牙髓病科專科醫師　昌唯昀）

Q6 我以前做過根管治療，為什麼現在還要做？

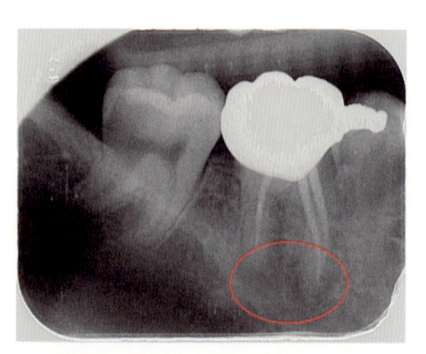

根尖發炎的牙齒根尖會有一塊黑色陰影

根管治療科

當根管治療過的牙齒出現症狀，或是因贗復需求而需要改善根管治療的品質，就需要由根管治療專科醫師評估後續治療方式。

因為症狀的再次出現，代表根管內或根尖組織仍存在細菌或是正在發炎，需要透過完整、標準、理想的根管再治療（通常需要搭配顯微根管治療），才能再次將根管內清創乾淨，將根尖發炎控制下來，以大幅減輕牙齒的症狀，進而提高牙齒的使用壽命。

（衛福部部定牙髓病科專科醫師　張智堯）

Q7 抽了神經的牙齒為什麼還會痛呢？

牙齒內的根管是很錯綜複雜的構造，若是牙齒內仍存有細菌，或是細菌沿著根管跑到根尖外，進而產生根尖發炎，都有可能造成牙齒的各種症狀。

先前根管治療品質不佳、有額外根管或鈣化根管未清創乾淨、牙冠部產生微滲漏、牙齒出現二次蛀牙等等，這些原因都有可能造成抽了神經的牙齒還是會痛，此時建議諮詢根管治療專科醫師，評估後續治療方式。

（衛福部部定牙髓病科專科醫師　張智堯）

Q8 醫師說我有根尖囊腫，請問症狀是什麼？要怎麼治療呢？

根尖囊腫並不一定會有症狀，通常是在拍攝 X 光片時，才會發現牙根附近有一圈較黑的放射線透射性（radiolucency）病兆，若有臨床的症狀，通常以牙齦腫包、瘺管或是牙齒悶脹痛的方式呈現。

治療方式會先以非手術根管治療來處理，顯微根管治療可以大幅增加其成功率。但有一部分的根尖囊腫，無法單靠非手術性根管治療解決，需進一步仰賴顯微根尖手術來根絕病灶，情況嚴重者甚至需要拔牙。建議若有根尖囊腫的相關問題，可以諮詢顯微根管專科醫師，醫師會依照患齒個別狀況，制定相對應的治療計劃

（衛福部部定牙髓病科專科醫師　張智堯）

Q9 根管治療後的牙齒一定要套牙套嗎？

如果牙齒是因為蛀牙或牙裂而需要根管治療，通常牙齒結構已經損失不少，再加上根管治療過程中，需要將管腔適度修型與清潔，也會損耗一些齒質，因此做完根管治療後的牙齒，相對比較脆弱。若僅以樹脂填補物做填補，牙齒比較容易斷裂，因此建議根管治療後，製作牙套保護，搭配定期回診追蹤，以期延長牙齒使用壽命。

（衛福部部定牙髓病科專科醫師　昌唯昀）

Q10 根管治療過程中，若不小心吞下醫師沖洗的藥水，會有不良影響嗎？

根管治療中「沖洗藥水」目的是用來輔助殺菌及清潔，沖洗的藥水有許多種類，而最常使用的為次氯酸鈉；沖洗時會以橡皮障隔離並搭配高速吸管將藥水吸掉以減少藥水流入口內，不過當牙齒缺損的範圍較大時，可能會有少許藥水流入口內而有苦苦辣辣的感覺，請盡快通知醫師做相應的處理以減少不適感；如有少量藥水滲到嘴巴內可以漱口及喝水來降低藥水濃度，但若過量可能會有黏膜灼傷的風險。

（衛福部部定牙髓病科專科醫師　陳亭安）

CHAPTER 3

Q11 根管治療有可能一次就完成嗎？

根管治療的目的是清潔根管，達到良好的清創、降低感染風險，因此若能確保根管完整的清潔，單次或多次根管治療都能達到理想的成功率。

單次完成的根管治療須考量的因素，包含牙齒狀態、牙齒解剖構造複雜性，以及患者能否承受長時間的張口及平躺。當一顆牙齒有腫脹、膿包，或是根管系統較為複雜的牙齒，抑或是有顳顎關節問題，無法張口太久的狀況下，牙醫師會擔心單次約診時間無法達成完整的清創，這類患者較不適合單次完成根管治療。

（衛福部部定牙髓病科專科醫師　陳亭安）

Q12 根管治療過程中為何要照很多X光片？會對身體造成影響嗎？

根管的位置以解剖構造來說，位於牙齒硬組織和骨頭內，是人眼無法可及的區域，就像婦產科醫師必須透過超音波去判別胎兒的生長和健康一樣，照X光片的目的就是要幫助牙醫師判別

根管確切的型態和位置,唯有先了解根管的狀態,才知道接下來該怎麼治療。

當然,CBCT(牙科錐形束計算機斷層掃描)的確可以藉由類似3D建模的技術重建牙齒的狀態,能協助醫師在治療前就初步對牙齒做診斷,但也必須考慮,CBCT在影像上比較多的幫助是在骨頭、神經或是牙齒外型等較大型構造的判讀,在根管這種相對較小的構造(<0.1mm)幫助還是有限。想要看清楚根管系統,目前必須仰賴微米級電腦斷層掃描(micro-CT),甚至奈米級電腦斷層掃描(nano-CT),但相對輻射劑量又太高。所以,在同時考慮正確診斷和病人安全的情況下,CBCT合併牙科X光還是相對平衡的作法。

以下是輻射劑量與風險比對:
醫科影像部分
(1)胸部X光:0.02毫西弗(2)頭顱CT:2毫西弗(3)胸部CBCT:7毫西弗(4)心臟冠狀動脈CBCT:16毫西弗(5)癌症放射性治療:20〜100毫西弗

牙科影像部分
(1)根尖片:0.005毫西弗(2)全口X光:0.014毫西弗(3)CBCT:0.011-1.073毫西弗(小範圍〜大範圍)。

對比就可以看出牙科影像是所有醫療輻射中劑量最低的,甚至

CHAPTER 3

到可以忽略的程度。再者，根據國際輻射防護委員會（ICR）第 103 號報告指出，100 毫西弗以下的劑量（包括一次或多次）不會造成臨床上的功能損害。同樣以牙科根尖片為例，需要拍攝 2 萬張才會超過 100 毫西弗的有效劑量限值。

基本上，人一輩子要拍到 2 萬張牙科根尖片是不太可能的。因此，牙科 X 光片的輻射劑量對人體來說近乎可以忽略，但對牙醫師而言卻可以看到許多眼睛不可見的細節，進而能夠做出好的診斷以幫助病人，只能說拍 X 光片對病情的研判來說，反而是最具 CP 值的事情。

（衛福部部定牙髓病科專科醫師　盧宛瑜）

根管治療科

Q 13 根管治療過程中有一個機器一直嗶嗶叫,讓我有點緊張,請問是做什麼用的?

機器的正式名稱是根管測量儀(endometer),主要是依據牙齒軟硬組織的交界電阻差值,來判別根管的長度,因為即使同一顆牙齒,每一條根管都有自己特有的長度和位置,且每顆牙齒,甚至每個人都不同,所以有聲音是因為機器正在判讀根尖孔的位置,了解實際根管長度,可讓根管治療的成功率大大提升,也可減少病患照射 X 光(確定根管長度)的次數,在根管治療中可說是非常偉大的發明。

(衛福部部定牙髓病科專科醫師　盧宛瑜)

Q 14 根管治療時醫師一直換器械,有必要那麼麻煩嗎?

做根管治療時,牙醫師對抗的是牙齒裡面如洪流一般複雜的根管狀態,每支器械都有它不可取代的功能,所以請跟牙醫師一起好好耐心面對這個受傷的牙齒,只有牙齒得到足夠正確的照護和對待,它才能好好陪你走得夠長、夠久。

(衛福部部定牙髓病科專科醫師　盧宛瑜)

CHAPTER 4
顯微根管治療科

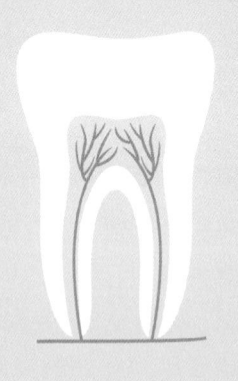

傳統根管治療最常遭遇到的困難，通常是根管因型態異常或鈣化，找不到根管位置，或再度治療時無法完整清潔，碰到這種情況就要用到顯微根管治療。牙科顯微鏡可以將豆子大小的牙髓腔，以及自動筆芯甚至頭髮般粗細的根管放大 10～30 倍，除了可以尋找鈣化的根管，搭配各式顯微器械，更可以精準移除根管堵塞物，將複雜難辨的根管系統完整清潔。

等到根管清潔與消毒完成，根尖周圍發炎狀況受到控制後，再以充填物質將根管空間緊密充填，進而讓牙齒恢復健康，製作 復牙冠之後就可以正常使用。

根管治療是一門專門學科，執行顯微根管治療的醫師，必須在教學醫院接受 2～3 年牙髓病專科醫師訓練，才能具備足夠的知識與技術，去處理傳統根管治療無法解決的難症。

（台灣大學臨床牙醫研究所博士 / 中華民國牙髓病學會專科醫師 黃國浩）

CHAPTER 4

情境一

我因為蛀牙會痛,到診所抽神經。醫師說我的根管鈣化,把我轉診來做顯微根管治療,請問:

Q1 什麼是根管鈣化?

根管鈣化是指當牙齒受到刺激,例如蛀牙、外傷、磨耗、咬力過大等時,牙髓組織為了要保護自己避免受傷害,想阻擋刺激物進入,因而生成不等程度的硬組織沉積在根管壁,使根管變細甚至阻塞的過程。

Q2 為什麼一定要做顯微根管?

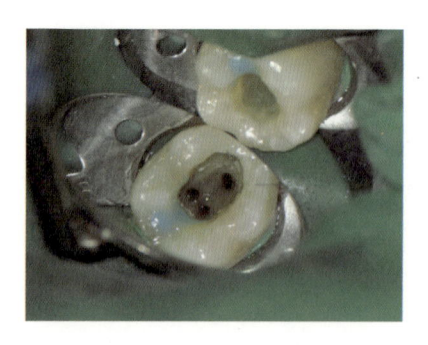

看得清楚才能清得乾淨。根管治療的工作是在牙齒中進行的,空間本來就非常小,若再

顯微鏡下的牙髓腔,可以明顯看到內部狀況,提升治療品質。
影像授權／蘇巧萱

加上根管鈣化的問題,醫師單靠肉眼與手感是很難清到每個細節死角的,使用顯微鏡將根管放大並補足光源,有助於提高治療的效率和成功率。

Q3 有顯微鏡的醫師都可以做顯微根管嗎?

建議找根管專科醫師做顯微根管治療。根管專科醫師接受過專業的臨床訓練,對於處理細小複雜的根管較有經驗,治療品質會較有保障。

Q4 如果顯微根管比較好,為什麼不直接就做這種治療?

健保只有給付傳統的根管治療,顯微根管需要額外自費,且每顆牙齒的齒質條件與狀況嚴重程度都不同,建議先讓根管專科醫師做評估,了解實際需求、治療所需時間與費用,以及治療的成功率之後,雙方取得共識再開始做治療。

(衛福部部定牙髓病科專科醫師　吳敏慈)

CHAPTER 4

情境二

我用了很多年的假牙鬆掉了,診所醫師說要重新做假牙,透過 X 光片醫師說牙根底下看來有陰影,可能是以前神經沒有抽乾淨,要重新做根管治療。我想請問:

Q5 為什麼神經會抽不乾淨?

牙齒的神經系統其實相當複雜,一顆牙齒除了上顎前牙區外,其他顆牙齒內往往不止一根神經管的存在,而且神經管有時很細小,甚至會有鈣化的情形產生,抑或是神經管很彎曲,這些都會造成醫師抽神經的時候,沒有辦法處理得很完整,導致抽不乾淨的情況。另一個常見的原因則是,做根管治療的時候,如果沒有在橡皮障的隔絕下做治療,讓神經管暴露在口水的汙染下,也會導致神經抽不乾淨。

Q6 重做根管治療用顯微鏡比較好嗎?

顯微鏡的最大的功用,是幫助醫師在清楚的視野下盡可能地將神經清乾淨,既然是重新治療了,代表需要克服前一位醫師沒有處理到的細節,在顯微鏡的輔助下,才能達到最好的治療品質及結果。所以,重做根管治療時,使用顯微鏡當然比較好。

Q7 如果顯微根管治療之後還是沒有好,該怎麼辦?

如果即使做了顯微根管治療,牙齒的症狀還是沒有辦法解決的話,就要看看感染的原因是什麼,如果是牙根斷裂就沒有辦法藉由根管治療來解決問題,該顆牙齒就會需要拔除,另外就是感染源如果是在根管外的或是根尖的病變是一個腫瘤的話,也沒會導致即使做了顯微根管治療但症狀還是不會好,此時就要考慮手術治療了也就是根尖手術。

(衛福部部定牙髓病科專科醫師　黃聖文)

CHAPTER 4

情境三

牙齒旁邊長了一個膿包，時大時小，有時候痛有時候不會，診所醫師說牙根裡面有一支釘子，怕是牙根裂開，請我過來評估能不能做顯微根管治療。

Q8 用顯微鏡拆牙根裡的釘子比較安全嗎？

顯微鏡可以將牙齒放大，配合比較細小的超音波器械，在良好的視野下，移除比較少的牙齒結構，減少牙根斷裂的風險。在顯微鏡下也能檢視牙齒表面是否存在明顯的裂痕，幫助診斷。

Q9 牙根裂開了還能治療嗎？

牙根裂開應由根管醫師和假牙醫師共同評估裂痕的位置與範圍，再決定適合的治療計畫。

Q10 如果醫師判定牙齒不能治療,但是不會痛,可以先不要拔牙嗎?

如果不處理已有感染的牙齒,可能使感染範圍擴大,在將來產生更嚴重的症狀,也可能會影響將來的假牙或植牙製作,建議還是盡早處理。

(衛福部部定牙髓病科專科醫師　吳庭宜)

CHAPTER 5
贗復補綴假牙科

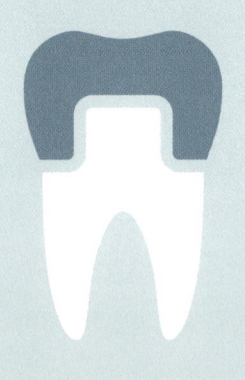

小範圍的蛀牙只需單純填補；當蛀牙範圍過大，甚至開始出現缺牙情況，假牙就派上用場了。假牙復的適應症，包含缺牙及填補物範圍過大。至於假牙的種類，大致分成活動式假牙、固定式假牙以及植牙三大類。

不論活動式假牙、植牙或是固定式假牙，醫師會根據每個病患的口內狀況及生活習慣，提供不同的治療計畫，包含假牙種類及材質上的選擇。

至於假牙重建的介入時間，並沒有一定標準，但隨著缺牙時間愈長，自然牙的位置可能會位移，影響未來假牙重建時需要的空間，增加治療的複雜度。另外，植牙所需的骨頭條件，也會隨著缺牙時間愈長而逐步萎縮。因此，為了維持整體牙齒的健康，簡單化治療過程，及早發現問題，及早治療是必要的。

（台灣大學臨床牙醫研究所補綴組碩士 蔡宛錚）

CHAPTER 5

Q1 什麼是假牙？

假牙大致上分成活動式假牙、固定式假牙及植牙。醫師會根據每個病患的口內狀況以及生活習慣，提供不同的治療計畫，包含假牙總類及材質選擇。

大方向來說，當面對口內無缺牙、單純填補範圍過大的病患，根據填補範圍大小、牙齒齒位以及咬合狀態，可選擇嵌體或傳統式牙套以強化結構。

至於面對口內有缺牙的病患，倘若缺牙區前後還有自然牙，可依照口內咬合狀況及病患生活習慣，選擇活動式假牙、植牙或固定式牙橋。若是缺牙區範圍過長或是缺牙區其中一側沒有自然牙，則只能選擇活動假牙或植牙。

（台灣大學臨床牙醫研究所補綴組碩士　蔡宛錚）

Q2 缺牙一定要做假牙嗎？

牙齒是營養吸收的第一道關卡，為了促進營養吸收，減少腸胃道的負擔，維持齒列及其咀嚼功能的完整非常重要，也許在年輕時感受不到，但是放任缺牙不及早處理，年長之後必會對齒列與其咀嚼功能造成莫大的影響。因此，一旦有缺牙狀況，除非是智齒，不然多會建議重建起來，就是俗稱的做假牙。

一般來說，缺牙有 3 種治療方式（如圖），分別為固定式牙橋、人工植牙，還有局部活動假牙，每一位病患適合哪一種治療，可以向您的醫師諮詢，以獲得最完善的建議。

（台灣大學臨床牙醫研究所補綴組碩士　許家彰）

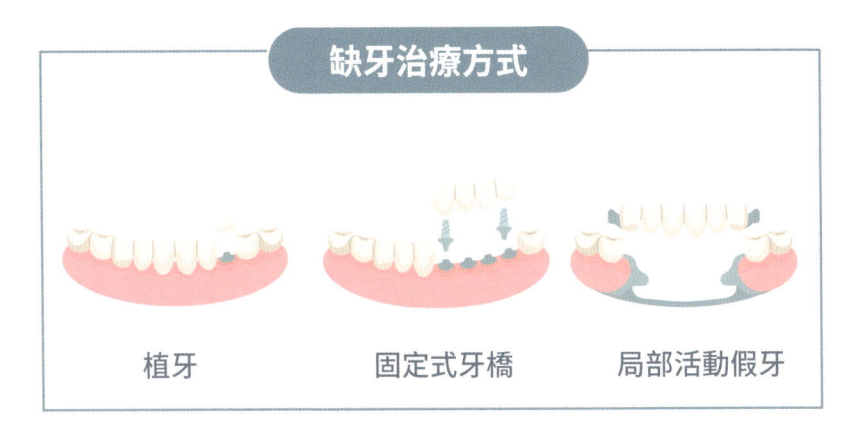

缺牙治療方式

植牙　　　固定式牙橋　　　局部活動假牙

CHAPTER 5

Q3 裝上假牙就不會再有問題了嗎?

任何持續使用的物品一定都會有其使用的壽命,假牙也不例外,就算正常使用外加充分保養,雖可有效延長使用年限,但是終究難免有損壞的一天,只不過,若是在有定期回診追蹤的狀況下,往往就能提早發現假牙已經開始出現問題,而能提早因應做適當處置,這樣就可以避免假牙問題日益擴大,最後造成更嚴重的結果。

要怎麼知道我的假牙有問題?

定期回診追蹤檢查,並跟醫師詳細訴說這段期間是否曾經有過任何不適,好讓醫師更精確地為你做分析與診斷。

多久該置換假牙?

這沒有一個確切的時間,因為每顆假牙被使用與保養的狀況不會全部一樣,就算同一位患者,因為假牙在口內的位置不同,自然會受到不同的使用與保養模式,並承受其所造成的耗損,因此會在不同的時間發生問題而必須更換,就像同樣一款新車,在不同的駕駛手中,使用壽命或期限也會不同。

(台灣大學臨床牙醫研究所補綴組碩士 許家彰)

Q4 如何選擇適合自己的假牙？

當病患有做假牙的需求時，建議經由牙醫師詳細檢查和診斷後，針對個別不同的狀況，給予病人適當的假牙治療計畫，讓病人可以參考和選擇。

至於材質部份，不同種類的假牙，其材質也會有所不同。每一種材質的優缺點和費用都不一樣，建議詢問牙醫師，並請牙醫師解說和提供適合的材質選擇。

（台灣大學臨床牙醫研究所補綴組碩士　陳品翰）

CHAPTER 5

Q5 請問口腔掃描做假牙和傳統印模有何不同，活動假牙也可以採用掃描取模嗎？

口腔數位掃描機是利用「結構光」原理，結合投影機和照相機的功能，運用在口內掃描，快速並精確地取得牙齒影像。再利用軟體進行 3D 影像重組，來獲得牙齒立體數位模型，可以即時提供醫師做治療模擬和設計，再將檔案上傳雲端到牙體製作中心進行假牙製作。

傳統印模方式，需要將裝有印模材料的牙托放入口內，並要等待 3～5 分鐘，材料硬化後才從口內取出。有些病人較為敏感，當印模牙托放入口內時，感覺有異物而出現嘔吐反射，造成取模困難。此外，當病人張口度太小，使得印模牙托不易放入口內，也會造成取模失敗。

然而口內掃描機的攝影鏡頭小，而且掃描速度快，大大減少上述造成病人不適的狀況，增加取模的精準度。但是口腔掃描如果遇到牙齦發炎腫脹的情況，就無法取得精準資料。

目前口腔掃描也可以應用於活動假牙的製作上，但因製作活動假牙的病人條件變化極大，比如口內剩餘的牙齒數量和位置，還有軟組織能夠承載多少咬合力等因素，都會影響活動假牙的

適用性。

口內掃描機是一項新的科技應用，技術也不斷在進步，但是傳統印模方式和口內掃描取模在臨床上各有優缺點，並非所有情況都適合使用口內掃描機，還是要由醫師判斷選擇適當的模型取得方式。

（台灣大學臨床牙醫研究所補綴組碩士　陳品翰）

CHAPTER 6
固定假牙科

關於缺牙重建或假牙製作，從最基本的恢復咀嚼、改善發音，乃至追求更美觀的呈現，在牙科技術及材料的日新月異下，民眾求診時已有更多選擇。在條件允許的前提下，愈來愈多人選擇咀嚼效率及美觀效果更好的固定式假牙。

然而，林林總總的假牙設計及材質，各有其優勢及適用時機，要施作的假牙位置在前或後牙，可能會有不同考量，每位個案的整體狀況（例如：口內牙齒數量及分布、牙周健康、磨牙咬牙、系統性疾病、飲食清潔及生活習慣等），應有更全盤的檢查規劃，甚至需要多科專科醫師從不同角度協助，以達到更完善精確的評估與協同合作的治療，給予病人更合適的治療計畫及建議。

本章節提供「固定假牙」的專業簡介，並統整臨床上病人常提出的問題，希望患者在看診前或面臨選擇時，能有基本的認識及概念。

（台大醫院北護分院贗復補綴科主治醫師　許嘉瑩）

CHAPTER 6

Q1 是不是做了假牙，牙齒就不會有問題了？

牙冠、牙橋，就像讓自己原本的牙齒戴上保護的安全帽，但若清潔或使用不當，仍有機會從假牙與牙齒的邊界開始蛀牙。沒有良好的清潔習慣及定期洗牙檢查，無論是牙冠、牙橋或植牙，都可能衍生出牙齒周圍組織的牙周問題。

此外，當假牙製作不密合或設計不良時，也有較高機率造成後續問題。

透過假牙重建，可能改善了功能、美觀等問題，但請切記，假牙仍與自己其他自然牙一樣，需要適當的使用及維護，才能用得長久。

（台大醫院北護分院贗復補綴科主治醫師　許嘉瑩）

固定假牙科

Q2 為什麼舊的假牙要重做？可不可以不拆假牙就確定牙齒的問題呢？

牙齒及牙周的健康或美觀，可能因為清潔狀況不理想、製作時材料技術受限等因素，需處理牙齒的問題或改善假牙的品質，因而要重新製作假牙。

當病人本身自覺有症狀，或牙醫師在臨床檢查發現假牙本身或底下牙齒可能有問題時，即便輔以 X 光片或電腦斷層等影像檢查，經常都只能大致推估牙齒問題的可能性及嚴重性，若非極端狀況，通常無法在不拆假牙的情況下，直接完全地給予精準的診斷。

然而，適當的治療永遠建立在正確的診斷上，因此通常需要先將舊有假牙拆除，才能更準確判斷蛀牙的深度（判斷應補牙、抽神經或無法重建），或是否有裂痕或破損（評估其嚴重性），以安排後續合適的治療，或是轉介專科醫師進一步評估。

（台大醫院北護分院贋復補綴科主治醫師　許嘉瑩）

Q3 什麼情況下需要做牙冠？

當牙齒做過根管治療，或因為齲齒、填補材料範圍較大時，容易造成牙齒結構脆弱，這時候就要使用牙冠保護起來，避免因為咬合力量或外力造成牙齒斷裂。

（衛福部部定贗復補綴牙科專科醫師 王嘉賢）

Q4 什麼情況下適合做牙橋？

當牙齒因為外傷、牙周病、齲齒過大無法修復等狀況，造成牙齒拔除而有缺牙之情形，可以考慮製作牙橋。牙橋就像橋樑一樣，需要靠前後牙齒當作橋墩來做支撐，因此前後牙齒必須夠強壯、缺牙範圍不宜太長，才適合製作牙橋。

（衛福部部定贗復補綴牙科專科醫師 王嘉賢）

Q5 什麼情況下適合做植牙？

當缺牙範圍太大，或是沒有足夠且穩固的前後牙齒能夠支撐來做牙橋，又或是想盡量保留齒質、不想修磨兩側牙齒來做牙橋，就可以考慮用植牙方式處理缺牙問題。相較於牙橋，植牙除了可以免除兩側牙齒的修磨耗損，在口腔清潔上也比牙橋方便許多。

（衛福部部定贗復補綴牙科專科醫師　王嘉賢）

Q6 為什麼要做臨時假牙？不可以直接做正式假牙嗎？

一般需要做假牙的牙齒，通常是做過根管治療或缺損嚴重的牙齒，其結構已經相對脆弱。做臨時假牙很大的目的，是在裝正式假牙前，保護牙齒不要再受到過重咬合力或過硬食物的破壞。另外，臨時假牙也可以維持住和其他牙齒相對應的空間。有時，臨時假牙也可以讓病患試著適應外來補綴物的感覺，裝在前牙區也有提供暫時美觀的功能。

（衛福部部定贗復補綴科牙科專科醫師 林顯書）

Q7 臨時假牙如果用得很習慣,可以一直用不要做正式的嗎?

臨時假牙只是一個過渡的補綴物,其邊緣密合度還有結構強硬度,都遠遠不及正式假牙。長期使用臨時假牙,該牙齒會變得容易蛀牙,且因為材質的關係,使用一段時間的臨時假牙,非常容易咬裂,因此建議臨時假牙要盡快更換成正式的假牙。

(衛福部部定贋復補綴科專科醫師 林顯書)

Q8 如果同時要做固定假牙和活動假牙,應該要先做哪一個?

活動假牙的支架需要非常貼合病患本身的牙齒內側型態,因此一定要將治療計畫中的固定假牙先製作完畢,再製作活動假牙。但如果活動假牙已經使用好一陣子,突然有一顆牙齒需要製作固定假牙,一般也可以在專業的技術下,做一個符合原本活動假牙的固定假牙,但這個做法技術層面較高,可以進一步和假牙醫師討論諮詢。

(衛福部部定贋復補綴科專科醫師 林顯書)

Q9　牙齒裡面放釘柱的目的是什麼？

在牙齒需牙套保護時，我們必須評估牙齒冠部的結構。當結構缺損過大時，會導致牙套固持性下降，容易因咀嚼的力道讓牙套鬆動脫落。此時我們需使用根管釘柱，透過往牙根延伸結構的方式，讓牙齒冠部的固持性得到改善。

（中華民國贗復牙科學會會員醫師　劉俊霆）

Q10　為何現在假牙的主流材質是全瓷假牙？

全瓷假牙有以下 3 大優勢：
- 減少對牙齒的修磨，保留更多健康齒質。全瓷多使用氧化鋯材質，僅需 1mm 的製備空間，即可做出足夠強度的假牙。大幅保留更多的健康牙齒。
- 更仿真，貼近真牙質感。使用多層次氧化鋯，去除過往金屬燒瓷假牙會出現的金屬邊緣，大幅增進美觀；並搭配微燒瓷等技術，展現出琺瑯質特有的高透明度。
- 材質更具生物相容性，且大幅度減少假牙併發問題。全瓷對牙齦組織更具有親和性，且較不會出現金屬燒瓷陶瓷崩裂，造成不美觀，影響功能等問題。

（中華民國贗復牙科學會會員醫師　劉俊霆）

CHAPTER 6

Q11 做假牙時，醫師說要放排齦線，請問目的是什麼？

放排齦線的目的，是為了在印模的時候，讓牙齒和周圍的組織被記錄得更清楚，如此有助於製作出精準密合的假牙。

臨床治療上，是否要放排齦線來排齦，需要醫師依假牙的設計以及每個人口腔內組織條件來做判斷，並非永遠是必要的治療步驟。

當醫師判斷需要此步驟時，常見的作法是在牙齒和牙齦組織間放置排齦線，因此會擠壓到牙齦組織，故有些醫師會上麻藥以減輕在治療間的不適感。

（衛福部部定贋復補綴牙科專科醫師　黃冠中）

固定假牙科

Q 12 我有缺牙，醫師建議做馬利蘭牙橋，請問這是什麼？

馬利蘭牙橋是一種黏著式的假牙，它是利用假牙延伸出的「翅膀」，黏著固定在缺牙處相鄰的牙齒上。相較於傳統的牙橋，是用「套」的方式來固定，馬利蘭牙橋並不需要將缺牙處前後牙齒的 5 個面給磨小，有時只需要稍微修整缺牙處旁的牙齒，即可進行製作，可保留較多齒質。

由於馬利蘭牙橋的固定方式採用「黏著」的，其承受咬合力的能力也較傳統牙橋低許多，因此較適用於前牙美觀區，比較不會承受咬合力的位置。缺牙區是否適合製作馬利蘭牙橋，仍需仰賴牙醫師的專業評估。

（衛福部部定贋復補綴牙科專科醫師　黃冠中）

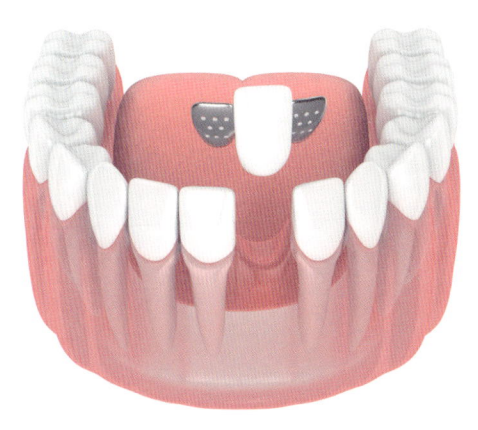

馬利蘭牙橋示意圖，大多用在下顎前牙缺牙區。

CHAPTER 7
活動假牙科

年長者常因為口腔內多顆牙齒缺失，影響咀嚼及說話能力，外觀上也不好看，想要立即改善，活動假牙是常見的治療方式之一。所謂活動假牙，簡單來說就是可以拿上拿下的假牙。可以分為局部活動假牙和全口活動假牙。

局部活動假牙：病患口內還有剩餘的健康牙齒，無法做固定式假牙時，可考慮局部活動假牙。局部活動假牙的金屬支架由鈷鉻合金或鈦合金等金屬材料製成，牙齒的材質則有陶瓷和樹脂牙兩種。整個假牙是利用金屬鉤或是彈性鉤，勾在牙齒上來穩定假牙不掉落，並靠牙齒和牙床支撐力量。

全口活動假牙：當病患全口無牙時，整個假牙透過真空壓力吸附在牙床上，僅靠牙床支撐力量。

活動假牙的製作較為簡單快速，花費較少，但無法咀嚼較硬或較黏的食物；並且在吃完食物後，需要拿下來清洗；有時會露出金屬鉤，較不美觀。裝戴活動假牙，需要時間學習與適應，也需要多次回診經過醫師調整，才能達到適合狀態。因此建議裝戴活動假牙者，請依照醫囑使用，並定期回診接受檢查和調整。

（台灣大學臨床牙醫研究所補綴組碩士　陳品翰）

Q1 什麼是活動假牙？

病人可以很容易地從口內取下及戴入的假牙；反之，病人無法從口內取下則稱為固定式假牙。

（衛福部部定家庭牙醫科專科醫師　楊雅棻）

Q2 活動假牙的種類？

最常見的分類方式以缺牙範圍來衡量，大分為全口活動假牙和局部活動假牙。

以材料區分的話，可以分為壓克力樹脂、彈性軟床。傳統的材料主要是壓克力樹脂和金屬支架、金屬掛鉤，好處是強度高，不易斷裂，壓克力樹脂可以定期添加底墊材料，方便維修調整。彈性軟床使用的材料是熱固性高分子樹脂，快速射出成型，一體成型，可以免去金屬掛鉤，較不影響到美觀，重量輕，比較舒適，病人的適應期短，具有彈性，但是無法平均分散受力，無法後續添加底墊材料，因此適用於 3 顆以內的缺牙範圍。

還有一種以支撐的支柱牙區分,可以分為牙齒支撐覆蓋性義齒、植牙支撐覆蓋性義齒。因病患喪失多顆牙齒,但不到全口無牙的程度,缺牙區仍有狀況良好的牙齒,這時醫師會選擇將活動假牙覆蓋在自身牙齒上,或是可以選擇種植單顆植牙,將其覆蓋住,對比於缺牙區單靠粘膜的支撐力,能夠增進病患使用活動假牙的滿意度。

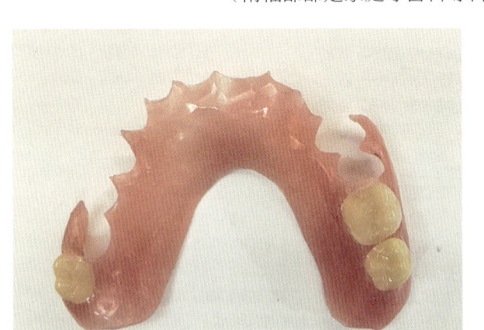

(衛福部部定家庭牙醫科專科醫師 楊雅棻)

彈性軟床

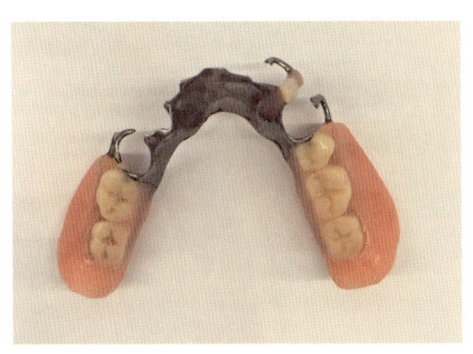

傳統活動假牙

CHAPTER 7

Q3 活動假牙的優缺點各是什麼？

優點：
1. 當病患喪失多顆牙齒，有長距離的缺牙或是後方沒有任何牙齒提供支柱時，可以恢復功能以及美觀。
2. 可以輕易取下，有助於清潔維護牙齒以及假牙，較無死角。
3. 避免因為製作固定假牙，將健康的牙齒局部修磨。
4. 對於恐懼植牙手術的病人，免去心理壓力。
5. 費用便宜，降低經濟上的負擔
6. 活動假牙設計上較容易改變，當病患長期性治療時，過渡期活動假牙能夠添加底墊材料，治療期仍可以維持基本的咀嚼功能和美觀。

缺點：
1. 咬合力約為自然牙的三分之一，咀嚼軟食沒有差別，應避免食用過度堅硬、多筋、黏牙的食物。
2. 每餐、每晚應取下，清潔活動假牙，造成生活上不方便。
3. 剛佩戴尚未適應前，容易造成缺牙區粘膜疼痛或潰瘍，剛開始需要頻繁回到牙醫診所調整假牙基底，每個人的適應期不盡相同，快則 1～2 週，慢則 2～3 個月。
4. 佩戴初期，常有病患感到異物感，佩戴活動假牙基底造成噁心嘔吐感。

5. 有病患曾反映佩戴活動假牙會產生發音問題,由於上顎輪廓改變、舌部運動將受阻,從事銷售、導遊、講師等需要經常講話的患者,剛開始戴活動假牙,可以透過練習改善。
6. 佩戴初期,病患也常抱怨難以吞嚥、咀嚼、咬頰或咬舌,主要原因是長期缺失牙齒,造成肌肉陷入缺牙閒置的空間,也沒有良好的神經肌肉協調,需要等病患重新適應學習後,才能建立新的咀嚼模式。
7. 佩戴穩定後,活動假牙逐漸會鬆或是不穩定,主要原因是固位的金屬掛鉤逐漸疲乏,會導致活動假牙鬆脫,缺牙區域固定每年吸收 0.1～0.4 毫米,沒有添加底墊材料,會導致不穩定,甚至年久失修的情況下,須重新製作新的活動假牙,建議定期回診調整。

(衛福部部定家庭牙醫科專科醫師 楊雅棻)

Q4 哪些病人適合做活動假牙？

口內有缺牙情形，但因身體狀況或經濟因素，不適合植牙手術或不希望修磨缺牙前後的自然牙，以做成牙橋式假牙的病患，可以評估做活動假牙。

（台大醫院北護分院家庭牙科主治醫師 施維恆）

Q5 戴活動假牙只能吃軟的食物嗎？

活動假牙可以區分為「牙齒支持式」與「軟組織支持式」兩大類。牙齒支持式活動假牙使用起來較接近自己牙齒的咬合力，軟組織支持式活動假牙則受到病患自身牙床能夠承受的咬合力不同，而影響能夠進食的食物種類。

不論哪一種活動假牙，都建議從軟質食物開始，待臉頰及舌頭的肌肉能和活動假牙配合後，即可開始恢復一般食物，有些病患甚至可以戴著活動假牙吃堅果。但總體而言，不太能期待和固定假牙有相等的咬食效能。

（台大醫院北護分院家庭牙科主治醫師 施維恆）

Q6 活動假牙可以一直戴著嗎？一天要戴多久？

每次吃完食物後，都要把活動假牙拿下來清潔，清潔後視情況決定是否再戴回去或是讓牙床休息。一般來說，一天建議至少讓牙床休息 6～8 小時，通常是晚上睡覺時間，白天盡量放在口內，以免牙齒位置變形後無法放置。

但如果本身剩餘牙齒數量太少，有些情況下，醫師會建議病患在晚上將自己的牙齒和活動假牙清潔後，戴上活動假牙睡覺，以避免剩餘牙齒因承受其他牙齒的撞擊，導致搖晃度愈來愈惡化。另一個目的則是希望提供病患穩定的夜間咬合功能，防止顳顎關節受傷。不過實際狀況還是需要徵詢醫師的建議。

（台大醫院北護分院家庭牙科主治醫師　施維恆）

CHAPTER 7

Q7 佩戴活動假牙會不會不習慣？

剛開始佩戴時一定會有一段磨合期，就像穿上一雙全新的皮鞋，也需要穿一陣子才能符合自己的腳型。新的活動假牙需要患者和醫師雙方配合，將它調整到最適合牙肉的狀態，有時候需要來回好幾趟才能完成，因為每次調整不能調得太多，以免調過頭太鬆了，這部分需要一點耐心。一段時間後，牙醫師一定能幫助患者改善他們的用餐狀況。

（前美國紐澤西榮民總醫院牙科部醫師　劉鎧萱）

Q8 戴活動假牙是不是一定要使用假牙黏著劑？它可以吞食嗎？

一副良好設計的全口活動假牙，本身就能夠靠吸附的原理達到穩定，不一定要使用假牙黏著劑。如果病患本身的牙床條件不佳，導致全口活動假牙吸附能力較差，牙醫師才會建議病患使用假牙黏著劑，來填充假牙和牙床之間的空隙，讓假牙更穩定。使用時要注意避免過量，從假牙邊緣溢出。雖然假牙黏著劑設計為可食用性，誤食並不會傷害人體，但還是盡量避免吞食。此外，假牙黏著劑遇到熱水容易溶解，造成黏著效果變差，所以要避免使用熱水漱口。

（前美國紐澤西榮民總醫院牙科部醫師　劉鎧萱）

Q9 我的全口活動假牙非常鬆，講話就快要掉出來，有什麼方法可以讓它更穩定呢？

佩戴全口活動假牙的病患，隨著時間齒槽骨日漸萎縮，都會出現假牙鬆脫的問題，影響咀嚼和說話，造成生活上的不便。建議發生類似狀況時，可以使用假牙黏著劑暫時幫助穩定假牙，並盡快尋求牙醫師進一步檢查，評估是否需要調整或是重新製作。

隨著人工植牙的進步，在全口活動假牙製作時，也可以藉由人工植牙，使原本牙床條件不佳的病患，因為人工牙根的支撐而增加假牙的穩定和咬合力量。

（台灣大學臨床牙醫研究所補綴組碩士 陳品翰）

CHAPTER 7

Q10 如何清潔活動假牙？

清潔全口活動假牙：每餐後都需要拿下來沖洗，再漱口，把菜渣都沖掉。入睡前記得要將假牙取下，用軟毛牙刷搭配抗菌洗手乳，將假牙刷洗乾淨後，再泡假牙清潔錠徹底殺菌。

若有使用假牙黏著劑，用濕的紗布比較容易清除，也要記得用濕紗布擦拭牙肉，將殘餘的黏膠清除。在此特別提醒，如果覺得一定要靠黏著劑才能佩戴假牙，那是時候找牙醫師更換假牙了。

清潔部分活動假牙：除了餐後沖洗假牙外，也建議刷牙及使用牙線後，再將部分活動假牙戴回，如果人在外面實在不方便，至少要漱個口再戴。另外，晚上睡覺或午睡前要記得將假牙取下，讓牙肉休息。睡前可以用軟毛牙刷搭配抗菌洗手乳，將假牙刷洗乾淨後，泡假牙清潔錠徹底殺菌。

禁忌：清洗假牙時請勿使用牙膏，部分牙膏有些顆粒成分會使假牙磨損。

（前美國紐澤西榮民總醫院牙科部醫師　劉澔萱）

Q11 佩戴活動假牙後,多久需要回診檢查?

部分活動假牙的使用者還是有自然牙,建議半年檢查及洗牙,以確保活動假牙支撐牙的健康。全口活動假牙則建議至少一年一次。

很多全口假牙使用者會問:「都沒有牙齒了為什麼還要檢查?假牙做了不就好了嗎?」

要知道,缺牙的狀況下,即使有活動假牙給予牙肉及骨頭一些外力刺激,骨頭跟牙肉還是會逐漸萎縮,速度雖比沒戴活動假牙緩慢,但牙肉及骨頭萎縮,會使活動假牙密合度逐漸下降,所以需要經由牙醫師的專業評估,適時維修才能確保使用上的舒適!

(前美國紐澤西榮民總醫院牙科部醫師　劉澔萱)

CHAPTER 8
牙周病科

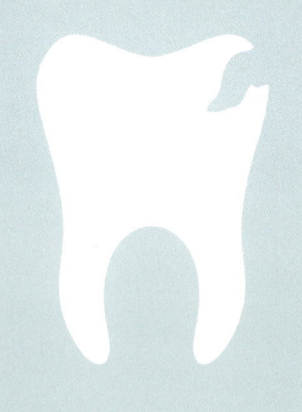

根據衛福部調查，台灣成人牙周病盛行率高達8成，其中約有5成屬於嚴重牙周病。50～64歲的牙周病罹病風險最高，是18～34歲的6.7倍，也是牙周病好發率最高的年齡層，原因多是長期累積的口腔問題，或不自覺牙周病而忽略就醫。

牙周病屬於慢性發炎，通常不會造成疼痛；但它會破壞牙周組織，成為口腔健康的隱形殺手。大部分牙周病患者並不知道自己有牙周病。臨床上，常見患者來例行洗牙或做牙齒相關治療時，醫師檢查後才發現。由此可見，定期洗牙檢查，可以有效保持口腔健康，發現口腔狀況也可以及早治療。

本章列出關於牙周病的常見問題，幫助大家更認識這個口腔常見疾病，希望能提升國人的口腔健康。

（美國國家牙周病暨植牙專科理事會院士 林士峻）

CHAPTER 8

Q1 什麼是牙周病？會有哪些臨床症狀？

牙周病是一個在成年人盛行率高達 8 成的口腔疾病。起因為牙菌斑（細菌）堆積，造成牙齒周圍組織（包含齒槽骨以及牙齦組織）吸收流失。初期會有牙齦紅腫的狀況，如果持續發展下去，則會讓牙菌斑轉化成牙結石，導致齒槽骨開始吸收，進而造成牙齒搖動，最後會自然脫落。

（美國國家牙周病暨植牙專科理事會院士 Diplomate, American Board of Periodontology 李瑜庭）

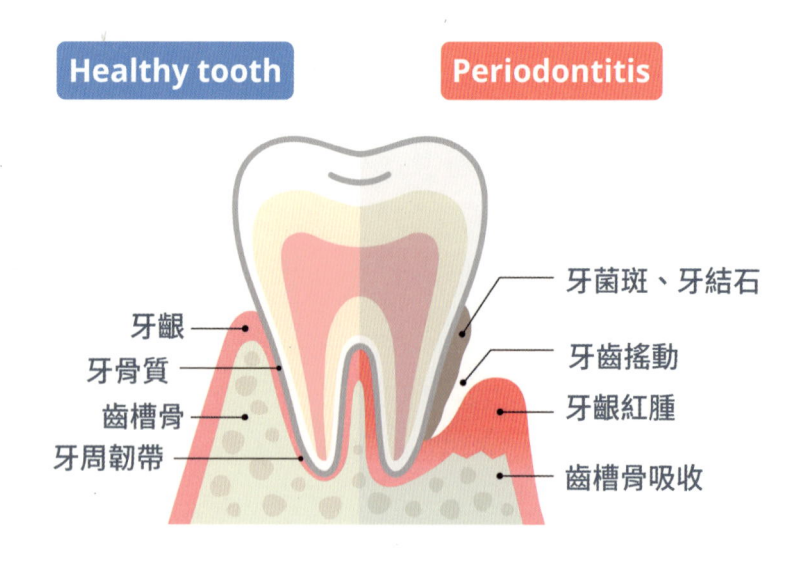

Healthy tooth　　**Periodontitis**

- 牙齦
- 牙骨質
- 齒槽骨
- 牙周韌帶

- 牙菌斑、牙結石
- 牙齒搖動
- 牙齦紅腫
- 齒槽骨吸收

Q2 放任牙周病不管,最後牙齒會掉光光嗎?

牙周病不會自行根治,也無法藉由吃藥改善,必須經由牙醫師治療才有機會控制。若放任不管,牙周組織持續流失,牙齒失去地基,終將面臨自行脫落或疼痛需要拔除的命運。

(美國國家牙周病暨植牙專科理事會院士 李瑜庭)

Q3 醫師說我的牙周病太嚴重,必須拔掉牙齒,若不拔會怎樣?

放任牙周病嚴重的牙齒不拔,可能的風險是感染持續擴大,牙周組織大範圍流失,甚至影響到鄰近的牙齒。愈早期治療成效愈好,愈末期治療難度、費用皆大幅度提升。

(美國國家牙周病暨植牙專科理事會院士 李瑜庭)

CHAPTER 8

Q4 刷牙常流血或口臭，是否表示有牙周病呢？

牙齦發炎時，經常會腫脹發紅，所以刷牙或用牙線時，牙齦容易流血。伴隨著牙齦發炎愈來愈嚴重，牙周病還會有口臭、牙齦萎縮，甚至牙齒鬆動的可能性，所以如果有上述症狀，建議盡快給牙醫師做檢查喔！

（美國國家牙周病植牙專科理事會院士　沈芝齊）

Q5 我們全家都有牙周病，請問牙周病會遺傳嗎？

牙周病不是直接遺傳的疾病，但是遺傳因子的確會增加牙周病的風險。牙周病大多因口腔衛生習慣不佳以及其他因素造成，遺傳風險只是其中一部分。良好的口腔保健跟生活習慣，才是預防牙周病的關鍵。

（美國國家牙周病植牙專科理事會院士　沈芝齊）

Q6 聽說牙周病會引起心臟病和失智症，是真的嗎？

牙周病跟許多身體性疾病都有關聯，因為牙周病的細菌會進入血液循環中，影響身體器官，提高糖尿病、心臟病、中風、失智、孕婦早產及新生兒體重不足等的風險。定期檢查牙齒，及早發現及早治療，可以有效降低這些風險。

（美國國家牙周病暨植牙專科理事會院士 沈芝齊）

Q7 我抽菸又有糖尿病，醫生說我比一般人更容易罹患牙周病？

抽菸和糖尿病都屬於牙周病的風險因子。2017 年世界研討會（2017 World Workshop）發表之新式牙周病分類標準，也將抽菸和糖尿病納入牙周病的分級標準，可見兩者在牙周病中扮演的重要角色，會影響牙周病的進展速度、對標準治療的反應，亦可能影響全身健康。

抽菸和糖尿病對於牙周病的影響，不能簡單以「有」或「無」概括。以抽菸為例，每日抽菸的支數、菸齡、戒菸與否、戒菸時長等，在影響程度上都會有所不同。糖尿病是否獲得良好控制（主要以糖化血色素 HbA1c 數值作為依據），對牙周病的不

良影響也有顯著差異。

因此,牙周病患者如果同時有抽菸或糖尿病問題,除進行牙周諮詢並接受牙周治療外,也應遵從醫師建議,必要時,可進一步尋求戒菸門診的幫助,或是經由家醫科或內科醫師,對糖尿病進行良好的控制,以達到最好的治療效果。

(衛福部部定牙周病科專科醫師　張郁佳)

Q8 牙周病怎麼治療?一定要開刀嗎?

牙周病是細菌與宿主免疫系統交互作用下產生的發炎反應,會造成牙齦發炎、牙齒支持組織及齒槽骨的破壞,可能會出現牙齒動搖度增加,甚至牙齒脫落的情形。

牙周病治療是漸進式的,且根據上述,牙周病主要是源自於細菌的疾病,治療方式也會首先根據病因「細菌」去進行控制。患者需瞭解維持口腔清潔對於牙周病穩定的重要性,並經由醫師及醫護人員的協助,建立良好的潔牙習慣,這將是牙周病治療中的第一步,也是最為重要的一步。同時若有牙周病風險因子,例如抽菸、糖尿病,也應進行相關諮詢和控制。

之後，患者應接受牙周病基本治療，簡言之就是深部清潔。隨著疾病的進展，細菌會侵入牙齦下更深層的位置，此時傳統洗牙的清潔深度已無法對疾病進行有效的控制，因而需透過治療器械，深入牙周囊袋進行清潔及發炎控制。此治療通常會需要麻藥的輔助，且通常需二至四次的療程才可完成全口清潔。以上所述的行為改變（建立良好的口腔清潔習慣及控制風險因子）和牙周病基本治療，是所有被診斷為牙周病患者皆應接受的標準治療。

如透過上述治療方式，牙周狀況已恢復穩定，可進入支持性維護階段，透過定期的回診、檢查，確保牙周健康的長期穩定性。如基本治療後仍有無法控制發炎的位置，醫師可能會提出進一步的手術性治療建議，透過手術的介入，進行進階治療，以控制牙周發炎，延長牙齒的使用壽命。

（衛福部部定牙周病科專科醫師　張郁佳）

CHAPTER 8

Q9　雷射治療牙周病比較不痛，且效果也比較好嗎？

雷射目前應用在牙科治療的項目非常多，而在牙周治療上的優勢，包含雷射具有加強滅菌和降低細胞毒性的效果，同時能夠減弱牙結石和牙根的連結使其更容易被清除，且直徑較細的牙周雷射光纖能夠輔助清潔較深層或是傳統器械角度不易放置的位置（像是牙根分岔處）。此外，雷射擁有刺激組織癒合的能力，可降低術後不適的狀況。

綜合上述，雷射在輔助牙周治療上確實有其優勢。然而雷射的種類繁多，特性各異。整體牙周治療的效果好壞，關鍵往往在於治療醫師的專業度以及病患的配合度。其中醫師的部分，除了要對疾病有正確的診斷，還要搭配仔細精準的治療手法，以及專業的追蹤觀察治療後恢復的狀況，和適當的術後定期牙周維護安排。而病患的部分，是否能夠配合建立良好的口腔清潔習慣、戒除不良習癖（抽菸）、以及控制自身相關系統性疾病（舉例：糖尿病），都是非常重要的環節。

至於雷射牙周治療是否適合您，建議可以和牙醫師討論，或諮詢牙周專科醫師的意見。

（衛福部部定牙周病科專科醫師　羅卓鈺）

牙周病科

Q10 治療牙周病可以用牙周藥膏嗎？什麼是牙周藥膏呢？

牙周藥膏是一種局部應用的藥物，這些藥膏成分通常包含抗生素、抗菌劑或一些消炎成分，可以直接應用在患有牙周病的牙齦和牙周組織上。

牙周藥膏的主要作用是減輕症狀、控制感染、減少炎症和促進組織癒合。它們可以幫助減少牙周病的進展，提高治療效果。然而，含有抗生素的藥膏若不當或過度使用，仍有產生抗藥性菌叢的疑慮。因此，請和牙醫師討論，或進一步諮詢牙周專科醫師，醫師會根據患者病情和需要，來選擇和使用牙周藥膏。

（衛福部部定牙周病科專科醫師　羅卓鈺）

Q11 網路上流傳草藥、油漱口能治療牙周病,是真的嗎?

油漱口不能治療牙周病。以目前的科學證據,無法證明油漱口可以取代日常潔牙,油漱口的科學實證等級不高,無法證明對預防蛀牙、美白牙齒有幫助。以油漱口反而曾有漱完後的腸胃不適,以及誤把油吸入氣管的脂質性肺炎等不良副作用。

建議每日 2 次使用含氟牙膏刷牙,輔以牙線清潔,來做好每日的口腔衛生保健。如果希望使用漱口水,可選用市面上的草本精油漱口水,一天使用 2 次,每次漱口 30 秒就能達到抑菌、抗牙齦發炎的效果。漱口水能清潔到牙齦淺層大約 4% 的牙菌斑,若有牙齦下結石,仍需就診牙周病科尋求牙周治療。

(衛福部部定牙周病科專科醫師　李宜芳)

Q12 植牙也會得到牙周病嗎？

口內的牙周病沒控制好,會造成植體的發炎,引發植體周圍炎,所以植牙也是會有牙周病的。

植體周圍組織發炎,如同牙齒周圍組織發炎一樣,如果沒影響到硬組織,就是植體周圍黏膜炎,但如果破壞到周圍骨頭,就是植體周圍炎。植體周圍炎的成因,除了是牙菌斑造成的發炎,咬合過重、贗復物完成後殘留的黏著劑、製作不當的假牙都有可能是因素之一。

造成植體黏膜角化不全的因素,例如抽菸、糖尿病、牙周病都是植體周圍炎的危險因子。植體跟自然牙相比,因為植體缺少了牙周膜做緩衝,往往牙周破壞的速度會比自然牙來得快,因此決定要植牙的時候,一定要等牙周情況穩定後再實施。

(衛福部部定牙周病科專科醫師　李宜芳)

CHAPTER 9
口腔外科

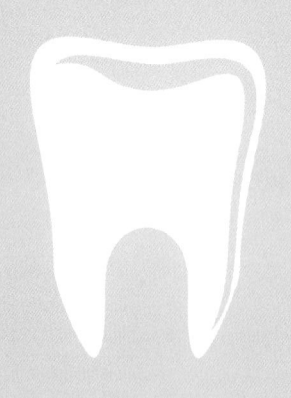

口腔顎面外科，主要是處理口腔和上下顎骨區域，以及面部相關軟硬組織手術的牙科次專科。涵蓋範圍小自牙根尖手術，大至頭頸部腫瘤切除重建，皆屬於口腔顎面外科醫師的處理範圍。

一般民眾最常遇見和口腔外科相關的治療，為智齒手術及困難牙齒的拔除與相關處置。部分與其他牙科次專科相關的手術協同處理，也常需要口腔外科醫師參與其中。

此外，因其手術專科的特性，患者全身性疾病及其他科別牙科相關領域的評估，也常是口腔外科醫師的負責業務範疇。

本章節提出一般患者可能遇見與口腔外科有關聯的問題，以深入簡出方式說明回答，希望幫助大家對口腔外科有更多認識。

（衛福部部定口腔外科 / 家庭牙醫科專科醫師 洪孟豪）

CHAPTER 9

Q1 經矯正醫師評估可能要做正顎手術，請問什麼是正顎手術？

咬合不正的成因有兩大類，一類是牽涉到上下顎骨相對關係的骨性咬合不正；另一類是不牽涉顎骨關係，單純牙齒排列問題所造成的齒列不正。

雖然現代電腦預測科技發展迅速，加上材料科學與醫師技術進步，矯正醫師能做到的牙齒位移及角度改變能力，都比以前涵蓋的範圍更廣，但如果治療計畫中有超過矯正裝置所能提供的位移量，或有大範圍中臉部及下臉部輪廓，以及外型上大幅度改變的矯正，則需要口腔外科或整形外科醫師一起參與，與矯正醫師一起合作達成改變。

我們可以將上下顎骨想像成外盒，牙齒為盒內的物品，不正確的上下顎關係，如同不對的蓋子與盒子，或是大小與內容物不相稱。透過手術改正骨性咬合不正問題中的上下顎骨相對關係、空間分布及大小型態等步驟，就叫做正顎手術。這一類手術牽涉範圍較廣且耗時，多於全身麻醉下操作。雖然正顎手術能有效達成顎骨關係的改變，但術後最終的理想咬合位置，仍需要矯正醫師的專業能力，才能達到理想狀態。

（衛福部部定口腔外科專科醫師　洪孟豪）

口腔外科

Q2 所謂口腔腫瘤就是口腔癌嗎?癌前病變是什麼?有時反覆出現在嘴唇或舌頭的小水泡又是什麼呢?

腫瘤泛指體內組織的不正常變化,形成與正常構造不相同之增生物,可依型態分為軟組織腫瘤,硬組織腫瘤或血液腫瘤等。

出現在口腔部位的腫瘤,依其是否具侵犯性及遠端轉移能力,分為良性及惡性腫瘤(即口腔癌)。腫瘤的良性惡性判別,需經由口腔外科醫師切片取得組織樣本後,由病理科醫師於顯微鏡下,依組織變異程度及細胞型態做判斷。

所謂癌前病變,則是依取樣當時的組織細胞型態雖為良性,但仍有進一步轉變成為具侵犯性之惡性腫瘤的組織狀態。部分口內的紅白斑及疣狀增生,皆可能為癌前病變的一種,不可不慎。

另有一種口內常見的良性腫瘤,叫唾液腺囊腫,成因多為小唾液腺因外傷或感染阻塞,造成唾液腺管道膨脹蓄積所分泌之唾液,形成小水泡狀的突起,因其不平整的特性,容易受到二次傷害而反覆發作。因唾液腺病變有許多其他良性或惡性的可能性,建議交由專業醫師做進一步評估。

(衛福部部定口腔外科專科醫師 洪孟豪)

CHAPTER 9

Q3 醫師建議使用自體牙移植,重建即將要拔牙的牙齒位置,請問這是什麼?

自體牙移植是利用牙周韌帶的修復能力,在同一時間將剛拔下的牙齒,移至另一拔牙齒槽中的口腔外科術。大部分的操作時機是利用結構較為完整的智齒,取代結構缺損太大而無法重建的其他臼齒,但也有少數特例。

這類手術需要對移植齒的牙根牙冠型態、周遭組織結構,及受移植部位的原病灶齒及齒槽骨狀況進行詳盡評估,手術完成後,持續及有序的追蹤,也是成功的不可或缺要素。

手術完成後的移植齒,於 6 至 12 週不等的觀察期後,仍需接受根管治療及後續牙冠　復,才能達到功能及外型上的重建。這一類處置較為特殊,個體差異性大,常需跨科別專科醫師協同做全面性的評估,才能達到較佳的癒後狀況及較高的成功率。

(衛福部部定口腔外科專科醫師　洪孟豪)

口腔外科

Q4 智齒需要拔掉嗎?

並不是每個人都一定要將智齒拔除,只要智齒的生長空間跟角度沒有問題,並做好口腔清潔,保留智齒並不會造成任何問題。但如果智齒的生長擠壓到臼齒,就很容易形成清潔死角,進而提高蛀牙、發炎,甚至牙周病的風險,碰到這種情況,就會建議將智齒拔除。

(德國杜易斯堡-埃森大學口腔外科植牙碩士 周怡安)

CHAPTER 9

Q5 什麼是阻生齒？有哪些處理方式？

阻生齒簡單來說，就是被卡住而長不出來的牙齒。它可能是長歪的牙齒、生長位置被其他牙齒占據的牙齒、型態異常而無法萌發的牙齒、多生齒，或因生長空間不足，使牙齒被牙齦或骨頭蓋住，無法順利完全萌發時，便產生阻生齒。

處理方式仍以拔牙手術為主，但並非所有阻生齒都要拔除，如果對於周遭影響較小，比如深度太深，或太靠近神經，術後後遺症風險太高，就可能採長期觀察，不立即拔除。整體治療方針還是要依專業醫師判斷。

（德國杜易斯堡埃森大學口腔外科植牙碩士 周怡安）

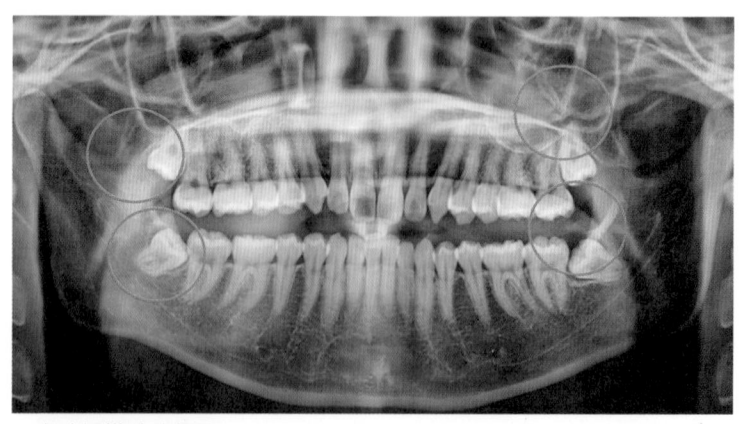

X 光片授權／陳保陵

口腔外科

Q6 聽說阻生齒可以先拔一半,再用矯正方式拉出來,這樣比較安全嗎?

牙冠切除手術（coronectomy）是一種保守性的阻生齒手術,相較於傳統的齒切除手術（odontectomy）,牙冠切除手術只將阻生齒的牙冠部分切除,留下牙根,以避免移除牙根時造成的風險,例如下顎智齒根尖處的下齒槽神經傷害。

多數情況下,牙冠切除手術後,牙根會留在原位進行癒合,但有時會出現一些併發症,例如牙根位移、牙齒敏感、傷口癒合不佳等等。一旦出現併發症,就必須進行二次手術,將剩餘牙根拔除,屆時風險不見得會比齒切除手術低。

因此,另一個選擇是,在牙冠切除手術後,利用齒顎矯正裝置,將剩餘牙根往傷口淺層牽引後,進行二次手術將牙根移除,確保手術的區域都遠離重要的解剖構造,降低手術風險。和齒切除手術相比,此法之手術風險較低,但缺點為治療時間大幅增加,需要二次麻醉二次手術,且醫療費用也較為高昂,為一低風險高成本之治療選項,適用於手術風險明顯較高的案例。

（衛福部部定口腔外科專科醫師 何宗訓）

CHAPTER 9

Q7 X光片上的黑影是什麼？怎麼知道它跟牙齒有沒有關聯？

X光片上，越硬的物質因為無法被X光的射線穿透，呈現的影像會是白色的(例如：牙齒、骨頭、假牙或植體)；反之，能被X光射線穿透的話，就會是黑色的（牙齦或是舌頭）。因此，影像上若看到黑影在骨頭或是牙齒的區域，通常代表這個地方的骨頭或牙齒已經被破壞，因此X光射線才能輕易的穿透，也代表著疾病的發生（例如：蛀牙、牙周病等）。

與牙齒的關聯與否，最直覺的考量，當然是這個黑影是否在牙齒旁邊或附近，是否緊連著牙齒，這些都是參考的依據。至於更詳細準確的診斷，還需要由專業的牙醫師，經由臨床一系列檢查，才能做出專業的判斷唷！

（羅東博愛醫院口腔顎面外科代理主任　蔡孟君）

Q8 為什麼醫師說做活動假牙時需要修骨頭?怎麼修呢?

活動假牙本身是一個活動的裝置,它會直接與沒有牙齒的骨頭(所謂的牙床)接觸。若是骨頭(牙床)不夠平順,有尖銳突起或不平整的大骨塊,會影響活動假牙的使用舒適度及穩定性。這就好像鞋子裡黏了一顆石頭一樣,走起路來很不舒服,又可能會受傷;因此需要將這些不平整的地方整平與磨順。

修骨頭的方式是一個小手術,給予局部麻醉後,將牙齦切開、翻開,找出骨頭不平整及不滑順的地方,將其磨平,最後縫合。術後一般會有些腫痛不適,約莫 1〜2 週會好轉。

(羅東博愛醫院口腔顎面外科代理主任 蔡孟君)

CHAPTER 9

Q9 跌倒時若撞到牙齒，該怎麼辦？

撞到牙齒有各式各樣的狀況。若沒有明顯的疼痛與動搖，可以自行觀察，並且避免使用撞到的牙齒約莫兩週。如果微微滲血，可以咬紗布半小時，通常即可止血。

若是有明顯的疼痛與搖晃，或是一直流血滲出，建議直接前往醫療院所就診，讓牙醫師進行評估與處置。另外，需要注意的是，若是牙齒有脫出口腔，盡可能將牙齒找回來，泡在牛奶或生理食鹽水中，盡快在 30 分鐘內至醫療院所就醫，還有機會能將牙齒救回來唷！

（羅東博愛醫院口腔顎面外科代理主任　蔡孟君）

Q10 蜂窩性組織炎是什麼？什麼狀況下可能和牙齒相關呢？

蜂窩性組織炎是一種因細菌侵犯真皮及皮下組織，引起的局部組織發炎反應。因人體的皮下脂肪層為蜂巢狀的組織，因此當發炎反應蔓延至此部位，稱之為蜂窩性組織炎，一般而言會伴隨著紅、腫、熱、痛等症狀出現。

頭頸部的蜂窩性組織炎，最常見的原因就是齒源性的感染，主要為未經治療的牙髓病或牙周病所引起，有時也會因為口腔手術（如拔牙、植牙等）後的傷口感染引起。

如果該病患免疫功能低下，如患者有未良好控制的糖尿病、洗腎、惡性腫瘤等，則發生頭頸部蜂窩性組織炎的可能性更高。因頭頸部的蜂窩性組織炎有壓迫呼吸道的可能性，可能會危及生命安全，一旦發生一定要積極治療，嚴重者甚至需要手術介入，預防的重要性不言而喻。

定期的牙科檢查及積極的牙科治療，並且維持良好的身體健康，控制好全身性慢性病，才能夠將頭頸部蜂窩性組織炎的機會降到最低。

（衛福部部定口腔外科專科醫師　何宗訓）

CHAPTER 9

Q11 為什麼吃了骨質疏鬆的藥,醫師說我不能拔牙或進行手術?看牙時要注意哪些藥物的服用?

許多牙科治療都具有一定程度的侵入性,如常見的拔牙、植牙、牙周翻瓣手術等。在侵入性治療前,醫師一定需要徹底掌握病患的身體狀況,包含所有過去病史、用藥史、重大手術史等等。由於許多用藥都會影響手術成效及手術風險,如高血壓用藥、糖尿病用藥、類固醇、抗凝血劑等等,因此務必讓醫師在手術前,全盤掌握病患服用的所有藥物,以避免不必要的風險及併發症。

舉例來說,西元 2003 年,美國一位口腔顎面外科醫師馬克斯(Marx)發表了世界首例藥物性顎骨壞死的案例,經過二十多年的研究,發現雙磷酸鹽類、地舒單抗(Denosumab 單株抗體製劑)、抗血管新生藥物、酪氨酸激酶抑制劑及抗排斥藥物等用藥,都有可能會發生顎骨壞死的併發症。其中雙磷酸鹽類及地舒單抗,常用在骨質疏鬆症及癌症骨轉移的藥物,為藥物性顎骨壞死案例中的最大宗。

而所有的牙科手術,包含拔牙、植牙、牙周翻瓣手術等,都有可能會誘發藥物性顎骨壞死,造成牙齦腫脹、牙齒疼痛、拔牙處腫痛、膿腫、骨髓炎、傷口潰爛,甚至顎骨外露等症狀。因此,如有在用骨質疏鬆症或癌症骨轉移的相關藥物,在進行牙科治療

前,務必要和醫師討論用藥的影響及風險,以確保患者不會暴露於非必要的風險之中。

(衛福部部定口腔外科專科醫師 何宗訓)

CHAPTER 10
齒顎矯正科

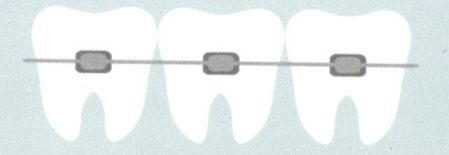

整齊的齒列及燦爛的微笑，是現代顏面美學不可或缺的要素之一。要達成這個目標，除了由家庭牙科、根管治療科、牙周病科，擔任牙齒整建的基礎建設，以及由假牙贗復科完成最後的畫龍點睛效果外，透過客製化參酌臉型後移動整體齒列，或將牙齒由錯亂變整齊，而使整體臉型、微笑更為和諧，則必須交由齒顎矯正科協助達成。

矯正治療過程無法一蹴可幾，時程短則半年，長則兩三年以上。近年來矯正治療工具配備，隨科技進步不斷推陳出新，矯正器的選擇從傳統金屬矯正器，進展到較美觀舒適的隱形牙套。多樣的矯正治療選項及較長的矯正時程，常讓患者摸不著頭緒，不知從何進入。

本篇章羅列 12 個臨床矯正治療常見的問題，從矯正治療前的心理建設，涵蓋到矯正治療後的維持，從兒童早期矯正延伸至成人矯正治療。同時邀請多位齒顎矯正科醫師，針對上述問題作出精闢解析，希望協助準備開始矯正治療或正在矯正治療的患者，解除心中疑惑，並祝福各位在完成矯正治療後，都能擁有最迷人的笑容。

（衛福部部定齒顎矯正科專科醫師　彭冠諺）

CHAPTER 10

Q1 希望擁有一口美齒,卻害怕牙齒矯正,請問矯正前要做什麼心理建設呢?

牙齒矯正像一場患者與齒顎矯正專科醫師共同的旅程,啟程前,患者需要做好許多心理準備。

1. 謹慎思考

想清楚自己為什麼想要做牙齒矯正?釐清動機與原因,並在矯正諮詢時,清楚地表達給矯正醫師知道。同時也需要了解,有些需求是無法靠矯正治療達成的。

2. 事前充分的溝通

為了牙齒矯正療程的完整性,矯正過程中很難更換醫師及地點,因此在一開始矯正治療前,務必清楚了解自己的狀況,以及能否配合醫師是很重要的環節。不妨問自己以下兩個問題:有沒有與矯正醫師充分溝通?矯正治療的地點及看診時間,自己容易配合嗎?

3. 充分了解矯正的治療計畫及費用等細節

確認自己充分了解矯正治療計畫,例如:要不要拔牙?需不需要骨釘?矯正前後是否還需要安排其他的牙科治療?使用哪種矯正器等問題。並和醫師確認所需費用和時間長短。

不過要特別提醒，矯正治療時間可能因為各種原因，會超出醫師原先的預估，例如：顎骨生長發育問題，口腔衛生不佳，患者沒有定期回診等原因，都有可能延長矯正治療時程。

4. 良好的配合度加上遵照醫囑

齒顎矯正治療前需要治療好蛀牙、牙周、根管治療……等牙齒健康問題。矯正中需要非常注重口腔的清潔，並按照醫囑定期回診與使用裝置（矯正橡皮筋等）。矯正中，口腔黏膜可能會被矯正器或矯正線刮傷，造成口腔潰瘍等狀況。這些在矯正前都要先有心理準備，仔細考量自己能否配合，也需要了解可能面臨一些治療過程中的不適感。

矯正治療是個漫長的過程，事前充足的心理建設與了解是必要的，但過程中仍可能會遇到不同狀況。請和您的醫師充分溝通，平安順利地完成您的矯正之旅。

（衛福部部定齒顎矯正科專科醫師　蔡孟芸）

CHAPTER 10

Q2 牙齒矯正前醫師需要收集哪些資料？

為了讓矯正專科醫師進行病例分析與診斷，並擬定齒顎矯正的治療計畫，理想上牙齒矯正前需要收集以下資料：
- 病患基本資料與矯正諮詢問卷
- 牙齒基本檢查資料
- 可能需要的生長資料
- 口外臉部及口內齒列（如下圖）的照片

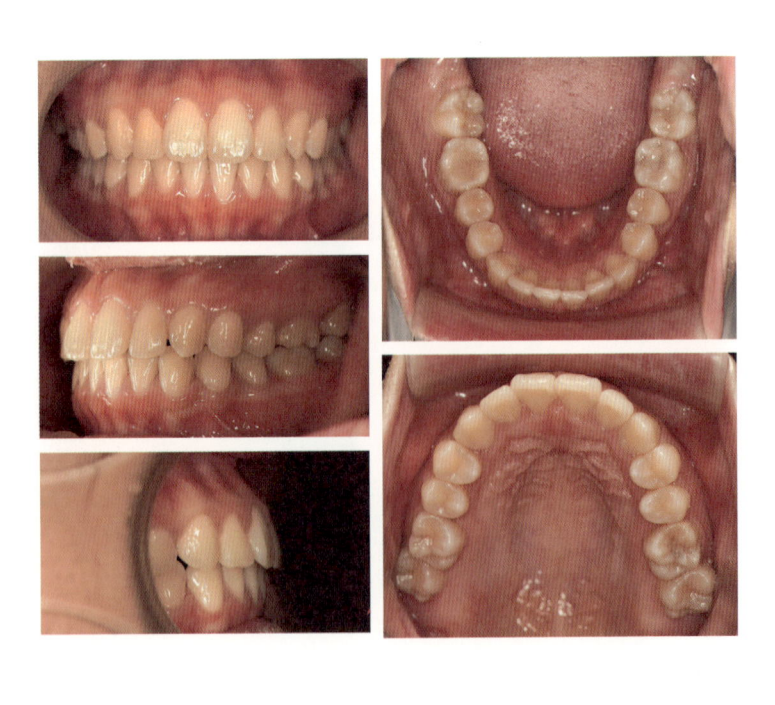

齒顎矯正科

- 牙齒石膏模型（或是口掃機 3D 口內掃描紀錄）
- 口外顱骨（如下圖）及環口 X 光片，口內 X 光片

（衛福部部定齒顎矯正專科醫師　蔡孟芸）

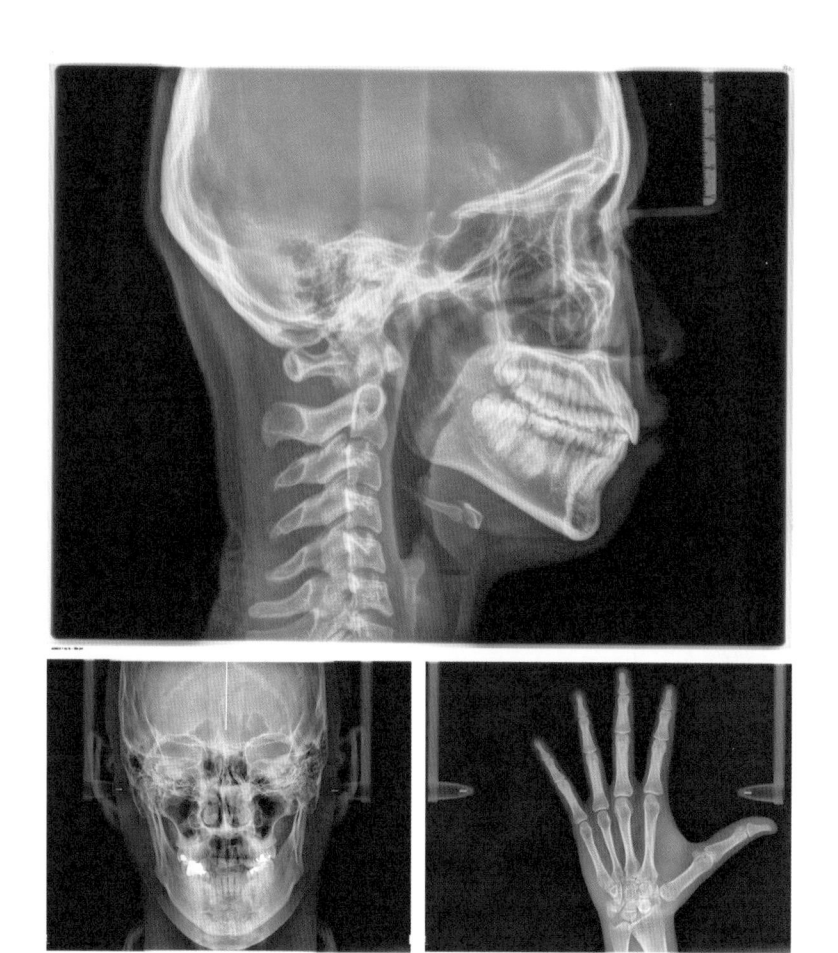

CHAPTER 10

Q3 我適合做可拆式隱形矯正嗎？固定式傳統矯正或可拆式隱形矯正，我該如何選擇

這是每個來諮詢的病人很常有的疑問，就力學設計、生物組織反應而言，兩種矯正方式有很大的不同。從固定式傳統矯正的矯正器設計、矯正線線材的選擇到可拆式隱形矯正 3D 電腦模擬的擬真性、熱塑性牙套的材質，兩種矯正方式都有非常多可探討之處。但就臨床使用及患者選擇需求上，隱形矯正與傳統矯正都是很成熟的矯正方式，只是矯正方式與矯正工具的不同。

如同出門旅行，旅客可以仔細比較後選擇適合自己的交通工具。在選擇適合自己的矯正方式前，大家可以先了解兩種矯正方式各自的特點，再評估自己適合的方式，患者常在矯正開始前不知如何抉擇這兩種矯正方式，以下四點是患者在選擇時最常詢問的問題，分項回答希望能讓患者擺脫選擇障礙，盡快了解自身需求，正式開啟矯正的旅程。

- 美觀度

傳統矯正是使用金屬或陶瓷製成的固定矯正器，這些矯正器會黏在牙齒上，因此在矯正過程中很容易被人看到，拍照也會較為明顯。相比之下，隱形矯正器是透明的，即使治療過程中會視需求在牙齒上黏著白色的小豆豆，但在外觀上幾乎不太容易

被察覺。適合有美觀需求的職業，或是病人在矯正過程中需要拍攝重要照片（例如：婚禮、婚紗、畢業照）。

- 舒適度

一般來說，隱形矯正器比傳統矯正器更舒適，因為它們是由光滑的熱塑性原料製成。而金屬矯正器在口內會有鋼絲與金屬托架，即使矯正器不斷改良的更小、更平滑，還是難免對口腔組織造成擦傷或不適。

- 可拆卸性 / 清潔方便性

隱形矯正器是可以拿上拿下的，在進食、刷牙時需要取下隱形牙套。這意味著清潔口腔和進食時，是如未做矯正般地方便。相比之下，傳統矯正器是固定在牙齒上的，治療完成前無法移除，進食較易卡菜渣；清潔上也會有較多死角。

- 治療時間

隱形矯正器由於施力較小，普遍認為治療時間通常比傳統矯正器長，但這也取決於齒列原先的狀況，需要由專業的矯正醫師評估。在某些案例中，隱形牙套的力學特性甚至更適合病人。此外，隱形矯正所需要的回診頻率較低，大約為每 6-8 週回診追蹤，傳統矯正則需要大約每 4 週回診調整。

而在臨床治療中，我通常會建議病人先評估自身的個性與工作生活型態，是不是可以每日配戴 20~22 小時的隱形牙套，並在

CHAPTER 10

三餐飯後清潔牙齒後即時配戴回隱形牙套。如同出門旅行時，我們有時也會選擇兩項以上交通工具，讓我們的旅途更順暢或貼近我們的旅途需求。在一次矯正治療中，有時也可以依據患者矯正的難易程度、配合度及醫師本身的評估同時使用傳統矯正及隱形牙套。

雖然隱形牙套近年來蔚為風潮，改善了傳統矯正大家詬病的缺點，但若是希望治療成效好，病人的配合度是決定性的因素。若本身較怕麻煩，希望牙齒在每次回診之間默默排好，不想擔心牙套遺失或是配戴牙套時間不足，傳統矯正仍然是非常適合的方式。

最後，是否適合選擇隱形矯正還是傳統矯正，建議仍先由矯正醫師進行評估建議，並根據您的口腔健康狀況、矯正需求和個人偏好做出決定。

（台北醫學大學附設醫院牙科部齒顎矯正科專科醫師　邱伯如）

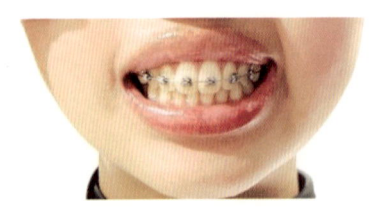

傳統矯正

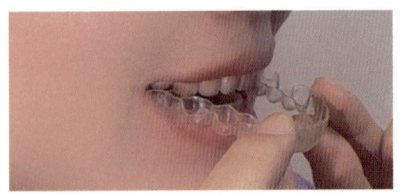

隱形矯正

齒顎矯正科

傳統矯正			隱形矯正	
優點	缺點		優點	缺點
	金屬矯正器明顯易影響美觀	美觀性	採用透明牙套美觀性佳	
	凸起的矯正器或矯正器脫落而凸出的線，容易刮破口腔黏膜	舒適度	透明牙套表面平滑較無刮破口腔黏膜的問題	
	容易卡食物殘渣，需花費較多時間清潔	清潔性	牙套拆卸容易，可正常刷牙及使用牙線	
	約4～6週/次較頻繁	回診頻率	約8週/次	
矯正器固定於牙齒表面，24小時均受力作用		配合度		牙套除了吃飯刷牙可以拿下來，其他時間均需配，每天需要配戴22小時，否則矯正會不如預期

CHAPTER 10

Q4 聽說有時候矯正需要拔牙，怎麼知道自己需不需要拔呢？

牙齒矯正前，醫師會依據每位病人的臉型骨架、排列與咬合去制定治療計畫，通常口腔空間較不足的病人會需要拔牙。但因為每個人的條件不同，治療前還是需要讓專業的矯正醫師評估，才能制定最適合你／妳的治療計畫。

（衛福部部定齒顎矯正科專科醫師　陳怡秀）

Q5 聽說牙齒矯正治療需要搭配骨釘使用，請問骨釘是什麼？

牙齒矯正時需要有施力點（錨定）移動牙齒，骨釘就是鎖在顎骨裡的小釘子，可以提供牙齒移動所需的錨定來源。醫師會依據需求（移動所需方向或力量），決定是否需要骨釘來輔助矯正治療，是目前很常見且簡單方便使用的錨定系統。在仔細的力學評估下使用骨釘，可以讓矯正治療達到事半功倍的效果。

（衛福部部定齒顎矯正科專科醫師　陳怡秀）

齒顎矯正科

牙齒骨釘矯正原理

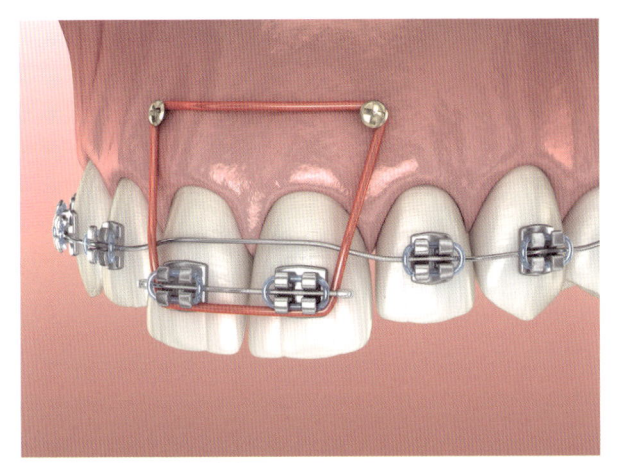

提供拉力牽引門牙往上

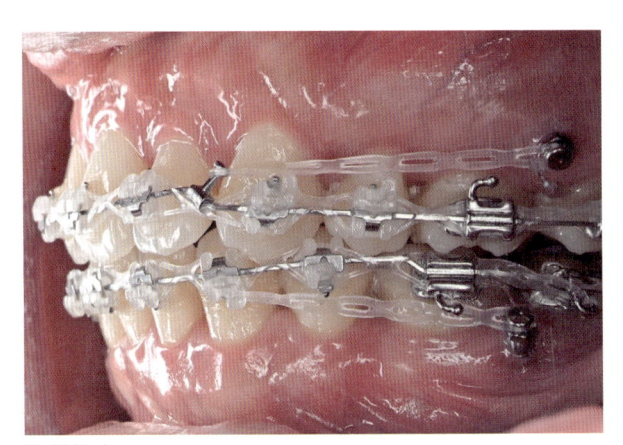

提供拉力

CHAPTER 10

Q6 我的咬合不正狀況需要做正顎手術嗎？

需要做正顎手術的患者，通常是上下顎骨發育異常比較嚴重，導致咬合困難或顏面歪斜，上下顎骨突出或後縮，像是過於嚴重的骨性暴牙、開咬、反咬（俗稱戽斗），及顏面歪斜。而大部分患者，通常只是牙齒生長問題，或是不嚴重的顎骨發育異常，只需矯正牙齒就可以改善問題了。

（衛福部部定齒顎矯正科專科醫師　涂佩君）

Q7 做傳統矯正或隱形矯正期間有什麼注意事項？需要忌口嗎？

牙齒矯正期間，需要做好口腔清潔及刷牙，避免造成蛀牙或牙周病，並配合約診時間定期回診，以及按醫囑配戴好裝置（例如橡皮筋、隱形牙套），使治療計畫順利進行。

飲食上大多數食物都能吃，但太硬的食物容易讓矯正裝置脫落，例如堅果、骨頭、甘蔗等都應該盡量避免；蘋果、芭樂則可以切成小塊進食。

（衛福部部定齒顎矯正科專科醫師　涂佩君）

Q8 矯正治療完成後是否一定要配戴維持器？要戴多久呢？

不整齊的牙齒排列，經過矯正治療後，必須有一段時間的維持固位，讓該牙齒在齒槽骨內生長穩定，並與牙周韌帶生長一致，或與相鄰的顎骨維持和諧關係，才能讓牙齒穩固在新的位置，否則很容易跑回原來位置，即所謂的復位（Relapse）。

復位程度視原始牙齒異常排列的狀況與程度決定，如旋轉的牙齒就比位移的牙齒復位程度高。因此矯正治療後建議配戴維持器，在剛結束的半年至一年盡可能每日24小時配戴，之後至少每日晚上配戴，每日配戴時數越久效果越好。

由於每位病人復位的原因和程度皆不同，只要勤戴維持器，即可降低復位，維持穩定的矯正成果。

（台北醫學大學附設醫院牙科部齒顎矯正科專任醫師　蕭惠君）

CHAPTER 10

Q9 小朋友可以做矯正嗎?何時開始是黃金時期?成年人做矯正有年齡限制嗎?

如果兒童有咬合問題,可能會影響進食、咀嚼,讓生長期中的營養攝取大打折扣,根據美國齒顎矯正學會的建議,在 7 歲之後就可以讓矯正專科醫師檢查。但是每個孩子的換牙時間與生長曲線都不一樣,我認為沒有所謂的黃金時期,只要適合孩子的生長就是黃金時期!

成年人做矯正與兒童、青少年不同,面臨的挑戰也不一樣。只要能改善齒列咬合,身體健康沒有限制,任何時期做矯正都是可行的。

(衛福部部定齒顎矯正科專科醫師　莊子伶)

Q10 懷孕期間是否可以進行牙齒矯正治療？

整體來說，懷孕期間是可以安全地進行矯正治療的，特別是正在療程中的孕婦，甚至有可能因為懷孕期間的荷爾蒙變化，增進矯正治療的效率。

然而，考量到腹中胎兒的發育及懷孕期間牙齦組織的高敏感性，一旦發現懷孕，應第一時間告知自己的醫師，讓醫師可以重新評估矯正的程序，以避免放射線檢查和部分藥物的使用，並加強口腔衛生的照護。

若是懷孕過程中身體有不適的話，也可與醫師商量減少矯正回診調整的頻率，以減輕孕期負擔。

（衛福部部定齒顎矯正科專科醫師　康淑媚）

CHAPTER 10

Q11 有牙周病可以做矯正嗎？

牙周病患者接受矯正治療有兩個先決條件，一要先接受牙周治療且牙周發炎的情形已受控制，二要定期接受牙周病專科醫師的追蹤及檢查，以確保牙周健康無虞、矯正治療不會對牙齦造成損害，或加重牙周病的症狀。

在牙齦健康的情形下接受矯正治療、重新排列牙齒後，不但方便口腔清潔，還可以改善咬合力的分配，有助於穩定牙周的整體健康，有相輔相成的效果。

簡而言之，牙周病患者的矯正治療需要更加謹慎，但在經過專業跨科團隊的細心照顧下，即使患有牙周病，也能安心進行牙齒矯正。

（衛福部部定齒顎矯正科專科醫師　康淑媚）

Q12 我有缺牙想植牙,也想做牙齒矯正把牙齒排整齊,是否先植牙再進行矯正治療?

若同時有矯正和植牙需求,一般建議先完成矯正治療再進行植牙。臨床上,醫師會根據缺牙區的位置、鄰牙是否傾倒、對咬牙是否過度萌發、矯正目標等因素來擬定治療方案。先矯正的好處,在於牙齒排齊和空間分配後,有利於植牙位置的確定,且缺牙區也有可能透過矯正治療縮小空間。

不過,有時候也會建議先進行植牙,例如缺牙數目過多,且植牙位置不影響牙齒排列,先進行植牙後,能利用植體作為錨定點,透過矯正調整其他牙齒的位置。總結來說,每個病患的情況大不相同,需要依據臨床檢查來審慎評估治療計劃。

(衛福部部定齒顎矯正科專科醫師 許家樺)

CHAPTER 11
兒童牙科

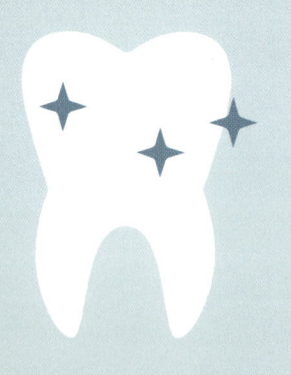

乳牙雖不是恆齒，但其照護非常重要，因為乳牙容易蛀蝕，會導致疼痛、感染外，還會影響日後恆齒的發育，與全口咬合的完整性。而且從小就讓孩子培養良好的口腔清潔習慣，才能確保日後有正確的口腔保健觀念，兒童牙科的重要性可見一斑。

兒童牙科的診治對象，包含剛長牙的嬰幼兒、換牙時期的學齡兒童、一路到恆齒列的青少年。孩子在不同階段的口腔照護，除了要顧及不同時期的乳牙與恆牙保健外，看牙過程中，遇到孩子因為緊張焦慮無法配合時，還需要不同的引導技巧，讓孩子能乖乖配合，完成牙科的診察與治療。

乳牙應當要在適切的換牙期間更換，才能保障日後恆齒列的完整性，讓孩子擁有良好的咀嚼功能。因此乳牙若出現蛀蝕，應當要進行完整處置，更需要配合觀察恆牙的發育，去訂定個別的治療計劃。定期的全口牙齒檢查與保健，能提早發現孩子的初期口腔問題，讓孩子儘早熟悉牙科檢查的步驟與流程，逐步克服對於牙齒診治的恐懼。

（衛福部部定兒童牙科專科醫師　曹頊）

CHAPTER 11

Q1 孩子什麼時候可以開始看牙醫?

從小朋友長出第一顆牙齒之後,就可以開始看牙齒了。健保在孩子 6 歲以前,給付每半年全口塗氟,根據研究,在牙齒剛萌發就接觸氟化物,對於牙齒結構的強化與保護有更好的效果。因此在發現孩子長牙後,就可以開始安排孩子的第一次牙科看診了喔!

(衛福部部定兒童牙科專科醫師　曹槙)

Q2 如果孩子還不會漱口,需要使用牙膏嗎?

從孩子剛開始長牙,就建議要使用含氟至少 1000ppm 的牙膏搭配刷牙,根據牙齒的數目多寡,使用的牙膏量從一顆米粒到豌豆大小,並且一天至少刷牙 2 次以上。若孩子不會漱口,可以在刷完牙後,用紗布將牙齒表面的泡沫擦拭掉,或喝少許水,些許的牙膏吞入口內是無妨的。

(衛福部部定兒童牙科專科醫師　曹槙)

Q3 兒童為什麼需要拍牙齒 X 光？

藉由 X 光片，我們可以觀察到牙齒以及齒槽骨等硬組織的構造，從牙齒縫隙的初期蛀牙、乳牙下方正在發育的恆牙，都需要藉由 X 光才能觀察得到，甚至是已經蛀牙的位置，也需要靠 X 光做診斷並制定治療計劃。但由於拍攝 X 光的過程會有異物感的刺激，較為不舒服，通常我們會在 3 歲半至 4 歲開始讓孩子嘗試拍攝，日後則建議每半年都需要重新拍攝以進行追蹤。

（衛福部部定兒童牙科專科醫師　曹頎）

Q4 乳牙蛀到神經怎麼辦？

如果乳牙蛀到神經，未來細菌感染可能擴散到骨頭，甚至影響未來恆牙的生長發育。此時根管治療是一個可以阻斷感染，保留乳齒功能，避免影響未來換牙的治療方式。因為蛀牙範圍大且深，根管治療完的乳齒建議用牙套保護。

常用的乳牙牙冠，有歷史悠久的不鏽鋼牙套跟較美觀陶瓷牙套可以選擇。

（前台北醫學大學附設醫院兒童牙科醫師　黃育亭）

CHAPTER 11

Q5 孩子很害怕看牙怎麼辦？

兒童牙科醫師通常第一次看診不會直接治療，會先進行全口檢查並制定治療計劃，並同時藉由介紹器具、正向鼓勵等等與孩子建立關係，從中觀察孩子是否有機會配合日後的牙科處置。若孩子較為緊張焦慮且無法配合時，才可能會在與家長討論且理解同意後進行部分負向的行為誘導。

若孩子蛀牙較為嚴重且治療較為複雜、或幼童身心尚未成熟無法配合門診治療時，我們也可以選擇鎮靜麻醉，在麻醉科團隊協助下讓孩子於睡著的狀況下進行全口一次性完整的治療。

（前台北醫學大學附設醫院兒童牙科醫師　黃育亭）

Q6 鎮靜麻醉與全身麻醉有什麼差別呢？

鎮靜麻醉跟全身麻醉差別在於麻醉的深淺，鎮靜麻醉的麻醉深度淺，患者可以自主呼吸，故不需要插管（放置氣管內管），也因為患者需要自主呼吸，在牙科治療過程噴水器械較容易造成術中的嗆咳。

全身麻醉的麻醉深度較深，患者無法自主呼吸，所以需要插管（放置氣管內管）做呼吸輔助，在手術完成甦醒之前即會移除。插管在術後可能會有喉嚨痛或輕微流鼻血的症狀，通常數天內就會恢復。

鎮靜麻醉與全身麻醉都必須由麻醉科醫師操作，並全程監控。

（前台北醫學大學附設醫院牙科部醫師　邱莞婷）

Q7 孩子睡覺會磨牙怎麼辦？

根據統計，約有 15% 的兒童有磨牙習慣，通常發生在睡覺時。若只有磨牙習慣，但牙齒無嚴重磨損，通常定期追蹤即可；若磨牙程度嚴重，且已經造成乳牙明顯磨損，建議可製作咬合板於睡覺時配戴，避免牙齒之間持續磨損，造成其他問題。

兒童咬合板之製作需考量孩童的配合程度，未來開始換牙或齒顎牙弓的發育，可能會需要重新製做或是停止配戴。

（前台北醫學大學附設醫院牙科部醫師　邱莞婷）

Q8 什麼是窩溝封填？有什麼作用？

牙齒表面會有一些不規則形狀的凹陷，稱之為窩溝，凹陷處容易藏汙納垢、不易刷乾淨，可以在牙齒還沒蛀牙前，使用封填劑把這些窩溝填平。

窩溝封填後，食物殘渣及牙菌斑比較不會堆積，更容易清潔，在配合正確清潔習慣下，有助降低蛀牙機率。

（前台大醫院牙科部醫師　劉美芳）

Q9 孩子的牙齒上都有黑點,刷都刷不掉怎麼辦?

牙齒上的黑點,可能是蛀牙或者色素沉澱,必須先確認原因,才有辦法做後續治療,蛀牙應該要積極處理,範圍若不大,可以在蛀牙清除乾淨後填補;若範圍較大,可考慮乳牙牙套,必要時也會先進行乳牙根管治療。

若是色素沉澱,有時可使用打亮拋光去除,但不一定適用在所有狀況,必須由牙醫師臨床檢查後,進行評估判斷。

(前台大醫院牙科部醫師　劉美芳)

CHAPTER 11

Q10 孩子開始換牙後，牙齒排列不整齊，何時可評估做矯正？

一般來說，上顎骨的發育大概在 10 歲左右後就會減緩，下顎骨大約 16～18 歲後穩定。若想透過早期矯正，引導孩子的顎骨及牙弓，較佳的時間點就落在上下門牙萌發後，約 7～10 歲左右。美國齒顎矯正學會建議：最好 7 歲以前就進行第一次的矯正評估。

早期矯正的好處是，根據美國 University of Pacific 的研究，可以讓大約 42% 左右的孩童，之後不必在未來進行二次矯正，而日後進行第二階段矯正治療時，大多能減少複雜性，縮短治療時間及費用。

因不良習慣讓牙弓狹窄，進一步導致齒列不整的原因很多：口呼吸、低舌位、吸吮手指等，這些孩子的口腔肌肉群大多張力不足，孩子的嘴總是開著，無法閉合做正確的吞嚥動作，舌頭長時間不在正確位置上，干擾齒顎發展造成牙弓窄小、牙齒生長空間不夠。這種情形可利用口腔肌功能訓練器（常見品牌如：來自澳洲的 MRC、日本的 preortho、法國的 EF），訓練強化口腔肌肉張力，讓舌頭練習放置在正確位置，創造更有利牙弓齒顎的發育環境。

（前台北醫學大學附設醫院牙科部醫師　黃冠婷）

Q11 乳牙長大反正會換掉，為什麼還要治療呢？

乳牙的功能除了咀嚼、發音之外，還有作為空間維持，等待將來恆牙能夠萌發。若放任乳牙蛀牙持續惡化，不只會出現疼痛、腫脹發炎，嚴重也可能引發蜂窩性組織炎的感染。

若乳牙不幸提早缺失掉牙，但恆牙尚未萌發，需要以空間維持器來撐住該空間，提供給未來恆牙發育，避免因後牙傾斜而喪失空間。若未保留住原先乳牙的空間，造成日後的空間不足，未來恆牙就會發生傾斜、排列不整、甚至阻生，無法萌發的機率就會大增。

（前台北醫學大學附設醫院牙科部醫師　黃冠婷）

CHAPTER 12
顳顎關節科

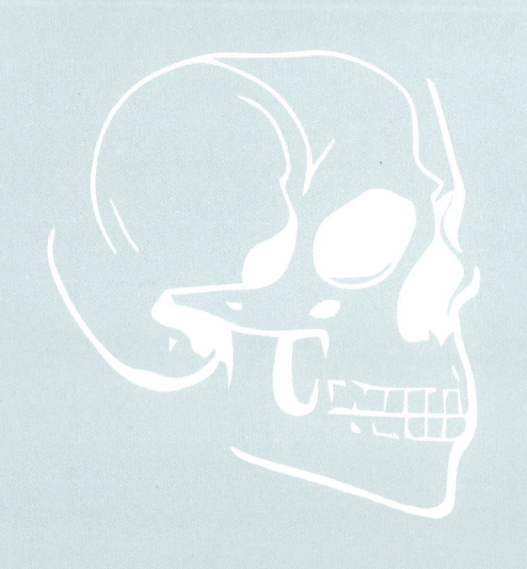

顳顎關節科在牙科分科裡，是一個不普遍卻不容忽視的領域，很多患者顏面疼痛的症狀，常和牙齒沒有直接關係，反而跟顳顎關節系統的功能障礙症相關。此症狀好發於青春期後的年輕人與中年成年患者，女性病患尤為多見，是男性患者的兩倍以上。牙科醫師經相關的專科訓練後，能針對顳顎關節疼痛、咀嚼肌肉疼痛或是下顎運動受限的症狀，進行顳顎關節障礙症之臨床鑑別診斷與治療。

顳顎關節障礙症的臨床症候多半不嚴重，時好時壞又常自癒，以至於就醫率不高，主動或被評估需要的就醫率常在 10% 以下。但顳顎關節與相關肌肉的疼痛與限制，不僅影響口腔牙科治療的正常進行，顳顎關節系統的健康，更直接決定了全口贗復義齒重建的成功與否，也是恢復口腔咀嚼功能的基礎。

（台灣顳顎障礙症學會專科醫師 陳健誌）

顳顎關節障礙症不可輕忽

許多齒顎矯正病患何時可以開始治療，需要先評估是否存在顳顎關節障礙症，方可擬定適當計畫。臨床上除了正確的系統性臨床檢查外，患者可以輔助顳顎關節 X 光診斷，也可進一步進行電腦斷層與核磁共振檢查，若有急性或慢性的進程，將可進行顏面復健功能治療、咬合板、乾針穿刺或針灸治療，必要時也有手術治療的選擇。

顳顎障礙症有著複雜的多樣性，從顳顎障礙症疼痛類型的診斷與治療，口腔功能重建治療中的各種力學與咬合的思考，乃至於患者天生條件差異的影響，都存在著許多耐人尋味的待解謎團。臨床上除了要和牙齒疼痛進行鑑別診斷外，還要和其他顏面部的疼痛有所區別；例如三叉神經痛、偏頭痛，乃至全身性纖維肌痛症等等，雖然有著不同的臨床表徵，但由於好發區域較為接近，不僅困擾患者，更是臨床牙醫師的挑戰。除了需要顳顎關節障礙症專科醫師的專業協助外，也需要其他領域專家的協同醫療，例如神經內科、復健科等等。

在這個單元裡，我們整理出大家可能會遇到的相關問題，希望利用簡潔的問答幫大家釋疑。

（台灣顳顎障礙症學會專科醫師 陳健誌）

認識顳顎關節

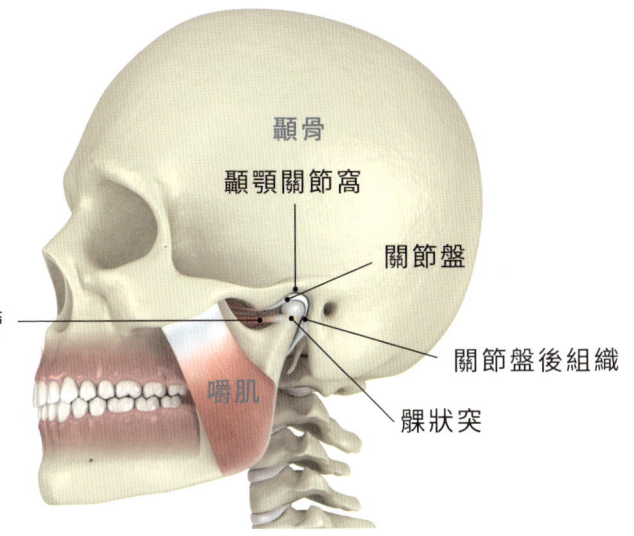

解剖圖標示：顱骨、顳顎關節窩、關節盤、顳顎關節韌帶、嚼肌、關節盤後組織、髁狀突

Q1 耳朵旁的骨頭張口時會痛，是什麼原因造成的？

一般出現這個症狀，表示顳顎關節可能有發炎的狀況，發生的原因，可能是過度咀嚼太韌的食物，如魷魚絲、肉乾、口香糖，或是姿勢不良，以及常有緊咬牙根的習慣。

發生這個問題，一般來說要服用非類固醇消炎藥，另外，這段期間建議選擇柔軟的食物，避免過度的下顎運動，如唱歌、演講。

（台灣顳顎障礙症學會專科醫師　林顯書）

Q2 當我張開嘴巴,耳朵旁的骨頭有聲音,是為什麼呢?

當張口時出現顳顎關節彈響聲,表示關節髁頭在張口時,和關節軟骨有交錯摩擦的情況發生,每一次彈響,對關節髁頭其實都是一次傷害,所以要盡量避免製造彈響聲。如果合併有疼痛現象,則要服用非類固醇消炎藥先緩解疼痛。

另外,建議在出現彈響聲初期,盡快就診,或許有機會使用咬合板,使關節盤回到原來的位置,進而消除關節彈響聲。若彈響聲已伴隨幾年,其實只要不痛,不影響開口程度,可以與之共存。

(台灣顳顎障礙症學會專科醫師　林顯書)

Q3 嘴巴張不開,好像卡住了,怎麼辦?

發生嘴巴張不開的情況,表示關節髁頭和關節盤卡住了。如果嘴巴張不太開,合併關節疼痛,則要使用非類固醇消炎藥先消除疼痛症狀。如果症狀剛發生,可以就診,試著扳開卡住的關節盤。如果症狀已維持一陣子,也可以使用咬合板,讓關節有機會能夠回復原來位置。

(台灣顳顎障礙症學會專科醫師　林顯書)

Q4 為什麼覺得臉頰很緊，壓到好像會痛？

顳顎關節退化的整個病程演進，首先是關節盤（關節軟骨）異位，接著關節髁頭摩擦關節盤造成關節彈響、開閉口卡卡，甚至關節髁頭急性發炎疼痛。隨著長時間關節髁頭與關節盤磨合漸漸順暢，關節髁頭不容易卡卡也不疼痛了。

這整個過程中，負責執行開閉口的咀嚼肌群，為了保護磨合中的顳顎關節不要過度發炎、疼痛，小心翼翼地縮小開口幅度，並調控下巴的運行，因此咀嚼肌群會緊繃起來，觸壓便會有酸痛感。

臉頰周圍的肌肉屬於咀嚼肌群，如果臉頰肌肉緊繃、壓痛，就是罹患顳顎關節障礙症。治療前首先，要判斷顳顎關節的狀態，病程進展到哪個階段，再決定是否可以立刻處理肌肉緊繃的問題。倘若關節磨合正處於急性發炎期，必須先處理關節內部問題，切記不可貿然鬆開肌肉；若是顳顎關節已經磨合完成穩定中，則只需要將殘留的肌肉緊繃問題處理掉。

臉頰緊繃不放鬆，周圍的肌肉會過來幫忙代償，漸漸的臉部、頭部、肩頸肌肉也會跟著緊繃。臨床上有患者將這些肌肉放鬆後，除了肌肉不酸痛外，口齒也變清晰了。

（台灣顳顎障礙症學會專科醫師　簡玉婷）

CHAPTER 12

Q5 最近咬東西有點沒有力氣，是顳顎關節出了問題嗎？

顳顎關節障礙症候群中，最典型但不會自行痊癒的後遺症，就是咀嚼肌群的緊繃。肌肉緊繃初期並不會有明顯疼痛，只有觸壓時的酸痛感，長期不處理，會導致肌肉無力或是自發性疼痛。常見的狀況是，剛開始吃東西時咀嚼很正常，過了半刻鐘後越嚼越沒力氣，愈吃愈慢。別人都吃完飯了，你還有一大半沒吃。

（台灣顳顎障礙症學會專科醫師　簡玉婷）

Q6 我常常有太陽穴旁邊頭痛的問題，聽說跟顳顎肌有關係？

顳肌包覆在太陽穴周圍，顳肌緊繃很容易造成起床時的偏頭痛，或是平時的太陽穴疼痛，壓力大時更容易產生。有人顳肌緊繃進而痙攣，卻以耳鳴方式呈現。只要將顳肌鬆開，就可以防止以上的狀況。

如果肌肉放鬆後，仍伴隨噁心、嘔吐、畏光等症狀，則可能是神經問題，建議至神經內科處理。

（台灣顳顎障礙症學會專科醫師　簡玉婷）

Q7 工作忙碌時我常把牙齒咬得很緊,聽說容易造成頭痛?

牙齒緊咬和夜間磨牙都是非功能性的下顎運動,而忙碌的工作與生活,的確時常引起或增加它發生頻率。倘若持續時間過長,或強度過大,常引起患者顏面的肌肉症狀,太陽穴處更容易出現壓力型頭痛。倘若可以有意識地提醒自己,在緊咬牙關時趕快停止,就有助紓解這種頭痛。

(台灣顱顎障礙症學會專科醫師 陳健誌)

Q8 家人說我睡覺常磨牙,會有不良影響嗎?

睡覺時磨牙,通常是睡眠中腦波變化的一種現象。倘若頻率過高,可能會造成顏面咀嚼肌群的疼痛症狀,與其說是疾病,不如說是人體的一種行為變化。尤其有睡眠障礙症時,更會引起睡眠品質困擾,也常發生顏面疼痛的情形。不僅打擾到家人的作息,更可能進一步影響健康。

(台灣顱顎障礙症學會專科醫師 陳健誌)

CHAPTER 12

Q9 我的右上牙常不舒服,牙醫說沒有蛀牙,也沒有牙齦發炎,為什麼會這樣?

有些顏面部的疼痛,常被誤認為是牙齒痛,遍尋牙醫,卻看不出和相關齒列有任何因果關係,倘若貿然進行牙齒治療,往往得不到預期的治療結果,疼痛依然存在。此等非齒源性的疼痛,包括三叉神經痛、顳顎關節障礙痛等等,必須有正確診斷,方能有效解決。

(台灣顳顎障礙症學會專科醫師 陳健誌)

Q10 顳顎關節疼痛,可以找中醫或國術館的推拿師傅處理嗎?

顳顎關節系統的疼痛,是屬於肌肉關節系統的疼痛或失衡障礙症,只要經鑑別診斷,即可確認為顳顎關節障礙症,有經驗的中醫師可以透過針灸、推拿手法,甚至施藥,來進行治療;但口腔咀嚼功能的影響與重建,則必需有牙醫師的介入評估,並完善最終醫療。

至於國術館的推拿師,只要屬於合格的、且有顳顏症候調理經驗的整復師,應該也可以協助處理頭頸部的肌肉疼痛症狀。但患者若有涉及關節炎症候或複雜的肌肉關節合併症狀,單純的肌肉穴位推拿,或許無法使患者獲得長期有效的結果。尤其有關節炎症候的患者,需在妥善的關節保護下,進行肌肉症狀的處理,才能確保關節系統不受二度傷害的意外,不可不慎重。

(台灣顳顎障礙症學會專科醫師 陳健誌)

CHAPTER 12

Q11 牙醫建議我去神經內科處理三叉神經痛的問題,請問它有什麼臨床症狀?

三叉神經痛(trigeminal neuralgia)是一種發生在臉部的疼痛症狀,通常表現為單側突然、劇烈的刺痛,感覺像電擊或刀割。疼痛發生在三叉神經支配的區域,常見臉的中下半部(三叉神經 V2 及 V3 分支的範圍)。疼痛通常是短暫的,每次發作持續幾秒鐘到 2 分鐘,但一天內可能反覆發作數次到數十次。

常見的誘發因素包括輕觸臉部、說話、咀嚼、刷牙、洗臉、冷風吹到等。疼痛發作之間,部分患者可能會感覺到持續性的鈍痛,但通常比劇烈的發作要輕微一些。

(台大醫院北護分院神經科主任 江樸田)

Q12 關於三叉神經痛,神內醫師大概會做什麼樣的檢查?如何治療呢?

若臨床上懷疑罹患三叉神經痛,神經科醫師常會安排神經電學以及影像檢查。神經電學檢查是使用電刺激的方式,來檢查三叉神經的傳導功能是否有異常。若有需要影像檢查,則常安排核磁共振造影(magnetic resonance imaging, MRI),以檢查三叉神經是否有被血管壓迫(最常見的三叉神經痛成因)或其他結構性問題,如腦橋小腦角的腫瘤或脫髓鞘病變等。

三叉神經痛的治療,首先是預防性藥物治療,適用於所有患者,目的是減少疼痛的頻率和強度。最常使用的藥物為抗癲癇藥,如 oxcarbazepine 或 carbamazepine 等。這些藥物通常可顯著改善症狀,但可能有副作用,如過敏、嗜睡、頭暈和低鈉血症等。對於無法耐受或藥物無效的患者,可能會嘗試其他藥物,如 gabapentin 或 lamotrigine 等。

對於藥物治療無效的患者,手術是下一步選擇。手術方法包括微血管減壓術、神經根燒灼術、以及伽瑪刀放射手術等,依據患者的情況(如三叉神經痛的成因等)來決定。

(台大醫院北護分院神經科主任 江樸田)

CHAPTER 13
口腔診斷科

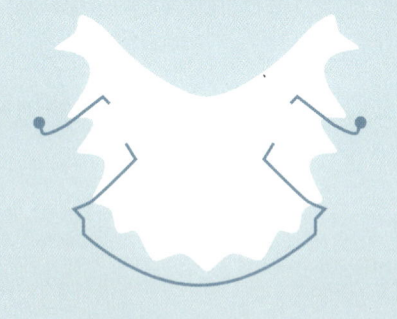

口腔診斷科的工作範圍，包含精熟臨床、顯微鏡、生化及其他檢查，並用以研究、診斷疾病與治療病人。

在臨床方面，本科專精於顏面顎骨之影像學分析，以及診治各類口腔黏膜疾病，包括：復發性口腔潰瘍、貝歇氏病、口乾症、各種舌炎（如黴菌感染、缺鐵性貧血、缺葉酸或維生素 B12 貧血、及免疫功能失調如自體免疫胃炎、自體免疫甲狀腺炎或乾燥症候群等引起之舌炎）、自體免疫疾病（如口腔扁平苔癬、乾燥症候群、尋常性天疱瘡、良性黏膜類天疱瘡和大疱型類天疱瘡等）引起的口腔黏膜潰瘍、多形性紅斑；或由病毒、細菌、黴菌感染引起之口腔黏膜病變等。

還有，腫瘤及癌症藥物反應、感染症（含細菌、黴菌、病毒）、口腔疼痛及感覺異常（如灼口症候群）、癌前病變以及唾液／唾液腺疾病（如口乾）等等，也是我們的臨床業務。

（衛福部部定口腔病理科專科醫師　王逸平）

CHAPTER 13

Q1 什麼是復發性口瘡？有哪些處理方式？

復發性口瘡（Recurrent aphthous ulcer）是一種常見的免疫相關疾病，跟體質(HLA，人類白血球抗原)某些次型相關，但此種免疫攻擊的確切誘發因子目前不明。臨床上的共同表現為：反覆出現且可自行癒合的邊界規則之圓形口腔潰瘍，其潰瘍病程約為 7～14 天，但同時可以在口腔內其他部位也出現潰瘍。

這種疾病分為三型：輕微型（minor type）、嚴重型（major type），以及似疱疹型（herpetiform type）。前二者好發在軟性黏膜，如頰側、舌頭、口底等位置，輕微型的潰瘍，最大徑小於 1 公分，且癒合後不會留下疤痕；嚴重型潰瘍最大徑大於 1 公分，較常發生在口腔後部，且癒合後容易留下疤痕。

似疱疹型的潰瘍為叢集型小型潰瘍，且與前二者不同，此型會發生在硬性（如牙齦及上顎）與軟性黏膜。此一疾病不具惡性轉化的潛力，但因約 20% 的復發性口瘡患者，具有不等程度的營養失衡，如鐵、葉酸、維生素 B12 等，故需抽血檢驗，以釐清是否有潛藏之營養失衡，以增進治療效果。

復發性口瘡不具有專一性之診斷性血清學指標。此一疾病也沒有病理學上特異性之表現，所以一般不需要接受切片檢查。此

外,視病情需要,治療方式從局部口內藥膏,到內服性單一或複合式免疫抑制劑(主用於高復發頻率或大範圍病灶),都是治療選項。

少數案例為貝歇氏症(Bechet disease)的表徵之一;頑強型復發性口瘡有時也跟腸胃道疾病有相關(如 Crohn's disease,克隆氏症),若有需要,需安排腸胃內科會診。

(衛福部部定口腔病理科專科醫師　王逸平)

CHAPTER 13

Q2 醫生說我得了灼口症候群？請問這是什麼毛病？如何診治？

灼口症候群 (Burning mouth syndrome) 臨床特徵為持續性的灼熱、燙傷痛，或刺痛，但無可辨識之黏膜變化、牙齒病灶以及抽血異常。發生率為10萬分之5，女性患者與男性患者的比例約為3：1。主要好發在中年（更年期）以後的女性，35歲以下的青壯年人較少罹患此病。

此病的確切病因不明。目前主流假說認為，此一疾病是由神經敏感化導致，可能由於多巴胺路徑功能下降，造成三叉神經過度興奮。與憂鬱症、焦慮症及帕金森氏症有相關性。但不具遺傳性及傳染性。症狀主要好犯舌頭側面、前上顎（上門牙後方突起位置）以及唇部。

常見模式為早上剛醒時還好，隨著時間會越來越不舒服，到下午或傍晚達到高峰。與一般牙科疼痛不同，此種疼痛在進食時反而常常較為舒緩。

這種疾病不具備惡性轉變機率，不須切片。但因鑑別診斷包含內分泌失調（如糖尿及甲狀腺功能異常）、口乾症（如藥物誘發及自體免疫）、白色念珠菌感染、藥物誘發（如血管加壓素轉換酵素抑制劑，ACEI）、營養素失調（如缺鐵、葉酸、維他

命 B12 等），以及顳顎關節附連肌肉慢性疲乏導致之神經敏感化，故需觸診及抽血檢驗，以獲得確切診斷。

治療方式主要為內服性神經安定劑，如 clonazepam、doxepin、gabapentin 等，有減緩症狀的效果，通常在服藥後的第 2 到 3 週，病況就會好轉。請盡量放鬆心情及遵從醫囑使用藥物，生活規律不熬夜、均衡飲食，以促進神經鎮定及修復。我們也建議盡量避免溫度高或刺激性的食物、質地乾燥或粗糙的食物、堅果以及酒精性飲品。

（衛福部部定口腔病理科專科醫師　王逸平）

CHAPTER 13

Q3 請問什麼是扁平苔癬？如何治療？容易復發嗎？

口腔扁平苔癬（Oral lichen planus）是一種常見的免疫相關疾病，由 T 型淋巴球攻擊鱗狀複層上皮（如口腔黏膜及皮膚）的基底細胞所導致，此種自體免疫攻擊的確切誘發因子目前不明。臨床具 6 種分型，其共同特徵是周邊必具有交織狀或輻射狀之白色線條。雖然被世界衛生組織列為口腔潛在惡性疾病（Oral potentially malignant disorders, OPMD）之一，但目前學界的共識為僅糜爛型具惡性轉化的潛力，其惡性轉變率約為 1%。

因其鑑別診斷繁雜，且不同診斷都有相對應的不同治療，故需抽血檢驗及切片，以獲得確切診斷。視病情需要，治療方式從局部口內藥膏、患部注射類固醇(如頑強之糜爛型病灶)，到內服性單一或複合式免疫抑制劑，皆為選擇。因淋巴球具有記憶性，若再遇到免疫激發狀況，就會讓疾病復發，所以罹患此病需長期追蹤回診，回診間距視病況為兩週一次至一年一次不等。

（衛福部部定口腔病理科專科醫師　王逸平）

護牙紀錄表

項目	日期	小叮嚀
EX：洗牙	2025/3/18	記得早晚刷牙

CHAPTER 14
人工植牙科

人工植牙是將鈦金屬牙根植入缺牙區的齒槽骨內，待骨質與植牙緊密結合後，就可以裝戴假牙，恢復美觀及咬合功能。

植牙的優點是無需修磨鄰牙，可以保留自然的牙齒齒質。現代人工植牙由瑞典骨科醫師 P.I Branemark 於 60 年代發明，其平均 10 年存活率超過 95%，為醫學史上的一大奇蹟。

在近代，牙醫學界對於植牙的了解愈來愈透澈，植牙周邊的軟硬組織增補技術、數位輔助微創植牙技術，以及全口重建技術也愈趨成熟，大幅度擴大植牙的適應症，讓愈來愈多患者能享受植牙所帶來的成果。

（美國波士頓大學牙周病暨植牙專科醫師　李瑜庭）

CHAPTER 14

Q1 植牙是什麼？一定要開刀嗎？會不會疼痛？

植牙是用來修復缺牙區的一種治療。植牙主要包含兩個部分，第一個部分是把金屬的人工牙根鎖入齒槽骨中，等人工牙根和齒槽骨癒合完全後，再印模把假牙裝在人工牙根上，修復缺牙區，完成植牙療程。

由於植牙的第一步，是將人工牙根鎖入齒槽骨，所以算是一個手術。不過也不用太擔心，整個過程都會上麻藥，所以是一個無痛的手術治療，術後也會給患者止痛藥來降低不適感。

（美國國家牙周病暨植牙專科理事會院士　林士峻）

Q2 請問植牙是一勞永逸的治療方式嗎？

植牙發展到現在已經將近 60 年歷史，經過不斷的改良創新，植牙技術到現在已經相當成熟。值得注意的是，植牙並非無堅不摧，還是需要清潔維護，定期檢查，才能長久。總的來說，如果能夠好好清潔，維護植牙的健康，避免吃太硬的食物，定期回診讓醫師檢查追蹤，植牙的確能夠陪伴患者很多年的時間。

（美國國家牙周病暨植牙專科理事會院士　林士峻）

Q3 聽說植牙前要補骨、補肉，這是一定要的程序嗎？

植牙需要足夠的骨頭支撐植體，才夠堅固。一般拔牙後，齒槽骨會萎縮流失，如果牙齒有發炎，甚至牙周病的問題，骨頭會流失得更多，因此植牙前需要補骨的情況相當常見。臨床上，醫師會請患者拍攝電腦斷層，以評估植牙區域骨頭的情況，來判斷是否需要補骨，以及補骨的範圍大小。

我們的自然牙旁邊的牙肉有一層角質層保護，稱為「角化牙齦」，所以比較堅固穩定，也能夠幫助清潔維護牙齒健康，因此，我們也希望植牙周圍能有角化牙齦保護。一般拔牙後除了骨頭會流失，角化牙齦也會流失，如果醫師評估缺牙區角化牙齦不足，就會建議患者補角化牙齦，就是所謂的補肉。

作法是局部麻醉後，取上顎內側的牙肉，補在需要角化牙齦的地方，而上顎取肉區會完全自行修復，不會有缺損的情況，因此是效果很好的治療方式。有了足夠的骨頭及角化牙齦，能夠讓植牙更穩定長久，患者也更容易清潔維護。

（美國國家牙周病暨植牙專科理事會院士　林士峻）

CHAPTER 14

Q4 傳統全口植牙和新式 All-on-4/6 植牙的差別在哪裡？

當全口牙齒治療預後相當差，需要全數拔除，進行全口重建時，如果以人工植牙做全口重建，傳統上，上顎需要植入 8 根人工牙根，下顎需要植入 6 根人工牙根，然後各自製作上下各 12 顆假牙。

相對傳統全口植牙，新式 All-on-4/6 植牙概念為植入 4 至 6 根人工牙根，以裝載固定式假牙。這種方法提供病人以最少的植牙數目及更快速的療程，完成全口重建。但新式 All-on-4/6 植牙必須經過牙醫師完整評估後，才會了解適不適合病患的治療計劃。

（衛福部部定牙周病科專科醫師　黃振邦）

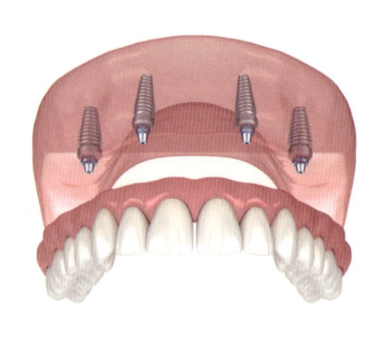

All-on-4　　　　　　　All-on-6

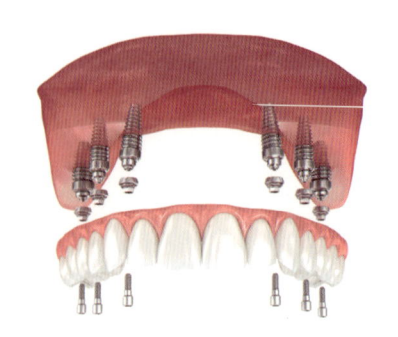

Q5 聽說有無痛植牙、微創植牙，是真的嗎？

每一個人對疼痛的感受度不一，關於疼痛控制，除了技巧性施打麻藥外，適當的手術時間、最小程度的牙齦翻瓣術式，還有高標準的無菌環境，都可以減輕術前以及術後的疼痛情形。在齒槽骨條件允許下，搭配電腦斷層和植牙手術導板，或動態導航，可以讓植牙手術過程走向微創，並且更加精準。

（衛福部部定牙周病科專科醫師　黃振邦）

Q6 老年人也可以植牙嗎？

目前國人平均年齡大幅提高，門診常見到 70 幾歲的病患，選擇人工植牙方式來重建咬合功能。更甚者，只要身體狀況佳，其實 80 幾歲的病患，選擇人工植牙也大有人在，目前所遇過最高年齡的植牙病患為 93 歲。因此，老年人在內科醫師和牙科醫師綜合評估身體狀況，及全身系統性疾病控制情形穩定下，一樣可以接受植牙治療，進行咬合功能重建。

（衛福部部定牙周病科專科醫師　黃振邦）

CHAPTER 14

Q7 我有糖尿病和高血壓等慢性疾病,可以植牙嗎?

除了糖尿病控制不佳和接受治療中的骨質疏鬆患者外,多數慢性病對於植牙成功率並沒有顯著影響。如果有心臟疾病,則會建議手術前給予預防性抗生素服用,以降低心內膜炎的發生機率。

關於慢性疾病是否能夠植牙,在此建議植牙前,將您已知的系統性疾病及用藥告知植牙醫師,以進行進一步評估。

(台大醫院牙周病科兼任主治醫師 王思翰)

Q8 有牙周病可以植牙嗎?

牙周病患者若尚未接受完整治療,是不建議植牙的,因為口內的牙周致病菌會影響到植牙的穩定性和成功率。但若牙周病患者已接受完整的治療後,其植牙成功率則與正常人一樣。因此建議在植牙前接受專業醫師的評估,若有牙周病問題,務必先處理牙周病,完成之後再進行植牙。

(台大醫院牙周病科兼任主治醫師 王思翰)

人工植牙科

Q9 植牙選擇什麼廠牌的植體較好？

醫師的技術會比植體的選擇更為重要，若要比較植牙廠牌的話，最多臨床研究驗證過的植牙廠牌，有 Straumann（士卓曼）、Astra Tech（亞仕特）、Nobel Biocare（諾保科）。上述品牌具有很高的市占率，都是歷史相當悠久的市場領導品牌，擁有非常多科學文獻，足以提供長期追蹤的植體存活率，以及力學測試的比較結果。

除此之外，市面上還是有多種品質不錯的植體品牌，這裡會建議盡量選擇歷史悠久，口碑良好，規模夠大的植體廠商，以利長期追蹤下，還是有足夠的零件可以替換。若對植體品牌有想法，不妨詢問您的植牙醫師所使用植體的相關資訊。

（台大醫院牙周病科兼任主治醫師 王思翰）

CHAPTER 14

Q10 市面上植牙價格參差不齊，價差極大，可以選擇便宜植牙嗎？

近年來，市面上出現許多低價植牙的選項，建議病患就醫前，可以先至官方網站，了解施行療程的醫師是否有足夠的資歷和臨床經驗。就醫時，也要清楚了解使用的植體品牌，還有是否有額外費用。

基本上，如果個人骨質條件很好，低價植牙未必不能使用。但如果病患因為牙周病，導致先天骨質缺損過多，在人工植牙治療時，通常需要合併補骨手術，尤其在手術前應先將牙周病控制好。

坊間的低價植牙或許提供一個較無經濟壓力的選項，但如果對口腔內其他基礎問題沒有先行解決，就好像蓋大樓地基沒打好，就急著在地上蓋出漂亮的樓房，穩固性堪慮。因此，這裡會建議，找一個可以長期信任的牙醫師，遠比急就章選擇低價的醫療品質為強。

（衛福部部定牙周病科專科醫師　陳家豪）

Q11 植牙會壞嗎？需要清潔保養嗎？

植牙技術已發展數十年，在專業牙醫師的診療下，已被證實是高成功率的治療。但即使如此，植牙仍然有可能出現問題，比較常發生的，如植體的螺絲鬆動、螺絲斷裂，或是受到牙周病菌的感染造成植體周圍炎。因此，病患若選擇植牙治療，切記正常的使用、良好的清潔與定期回診，才能維持更長期的治療成果。

（衛福部部定牙周病科專科醫師　陳家豪）

CHAPTER 14

Q 12 植牙評估時，醫師說需要做鼻竇增高術，請問是什麼樣的療程？每個案例都需要做嗎？

植牙合併鼻竇增高補骨是很常見的術式，目的是為了在骨質高度不足的情況下，提升鼻竇膜並安全放入骨粉及人工牙根，減少對於鼻竇膜的損害、增加植牙成功率及穩定性。

但不一定每個案例都需要做這種手術，取決於缺牙位置的骨質條件。有時候同一位病人不同缺牙位置，就會因狀況不同而需要合併鼻竇增高術。

術式有兩種：補骨範圍較大的側窗式（Lateral window）及侵入性較小的骨鑿增高術（Crest approach）。若骨頭缺損範圍較大，需要分兩階段做手術，會先使用側窗式鼻竇補骨，待骨頭生長至少 6～8 個月後再進行植牙，待骨整合完整後（約需 3～4 個月）方能完成假牙裝戴；若骨高度缺損較少（小於 4～5mm），可以選擇侵入性較小的骨鑿增高術，在植牙時同時處理，待整體骨整合完整（約需 4～6 個月），即可完成假牙裝戴。兩種術式各有優缺點及各自的安全性考量，可以在術前先拍攝電腦斷層，經由專科醫師評估後，再依個別條件來做最合適的選擇。

（衛福部部定牙周病科專科醫師　鄭凱元）

Q13 醫師說我壞掉的牙齒可以即拔即種,有什麼要注意的事項嗎?每個案例都可以即拔即種嗎?

是否可以採用即拔即植牙治療,取決於手術區域的骨頭完整性條件,以及此區域是否有感染的情況。通常骨頭完整性良好,沒有大範圍缺損,可以選擇即拔即植牙,合併補骨手術及臨時假牙復型,在前牙美觀區是非常有優勢的作法。

若植牙區有較多的骨頭缺損、感染、發炎化膿、根尖病變囊腫等狀況,就不適合即拔即植牙,應該等待感染源去除、周圍組織恢復健康、補骨完成後,再進行植牙。以免造成後續牙齦退縮、植體外露、手術感染等植牙併發症。

(衛福部部定牙周病科專科醫師 鄭凱元)

CHAPTER 14

Q14 我做完上顎人工植牙後,鼻子分泌物不斷增加,為什麼會這樣?要怎麼處理呢?

可能因為植牙手術造成同一側的上顎竇感染,進而產生急性鼻竇炎。鼻竇是顱骨內四對左右對稱的空腔,與鼻腔有通道相連,因此,鼻竇炎可能會鼻塞、流鼻水。其中上顎竇位於鼻腔的兩旁,約莫在上顎後牙區的上方,這個區域的牙科手術,包含拔牙、鼻竇增高術、植牙等等,都可能因為接近甚至進入上顎竇,造成感染。

若診斷確實為鼻竇炎,優先採吃藥等內科治療,若 2 ～ 4 週以上無效,再考慮內視鏡鼻竇手術等外科治療,以恢復鼻竇健康。

(杏保醫網信誠診所耳鼻喉科主任　李晏廷醫師)

護牙紀錄表

項目	日期	小叮嚀
EX：洗牙	2025/3/18	記得早晚刷牙

CHAPTER 15
美學牙科

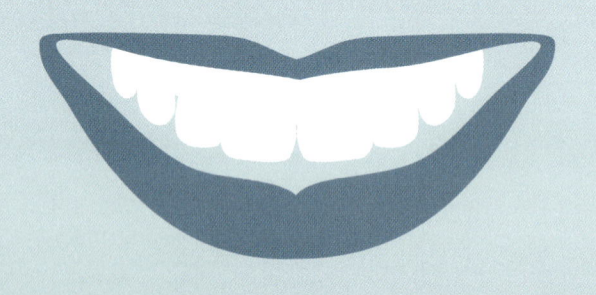

自媒體時代來臨後，人們對自身外表的審美意識愈來愈高，尤其對於牙齒美容的關注度大幅提升。牙縫過大、牙齒顏色過黃、牙齦萎縮等問題，都是人們常常來診諮詢的原因。因此，以美學為導向的牙齒治療，也愈來愈受病人青睞。

在牙齒美觀治療中，重要的是確定整體顏面微笑設計，制定治療目標後，考慮應當搭配的治療方式，如牙周美容手術和使用陶瓷貼片等。近年來，隨著數位科技進步，出現許多 AI 模擬軟體，可以模擬手術後的面部影像，讓病患更容易理解治療方案的成效。

除此之外，妥善的做好術前術後說明、治療和維護，以及理解和回應病患的期望，也是治療過程中減少糾紛、共創雙贏的關鍵。

（前台大醫院牙體復形暨美容牙科專任醫師 張力仁）

CHAPTER 15

Q1 我的齒間有黑黑的牙縫好難看，可以解決嗎？

隨著年紀增長，有些人會發現牙齒間縫隙愈來愈大，臨床上稱這種狀況叫牙齦黑三角。造成原因除牙周病或牙齦萎縮外，也常見於牙齒排列不整，牙齒型態差異的情形。臨床上可藉由改變牙齒外型，來達到關閉縫隙的效果，保守一些如直接以樹脂填補，改變牙齒外貌。如需改變的量體較多，則考慮藉由陶瓷貼片或牙冠等方式，達成預期的美觀效果。

一般而言，牙齒縫隙大小會視困難程度差異，搭配牙周美容手術或是牙齒矯正等方式，來達到理想的前牙美觀，由於詳細治療方式因個案而有差異，建議至牙醫診所與醫師進行討論。

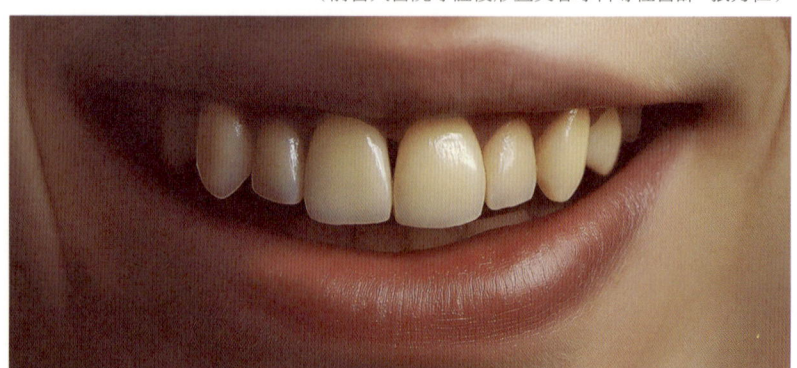

（前台大醫院牙體復形暨美容牙科專任醫師　張力仁）

圖中可見到門牙中間，因牙齦萎縮造成的黑三角縫。（AI 生成圖）

Q2 什麼是瓷牙貼片，和假牙有什麼不同？

瓷牙貼片又稱陶瓷或美白貼片，其方法是修磨唇側表面琺瑯質 0.3～0.07 毫米厚度，經傳統或數位製程，使用陶瓷材料客製化做出理想牙齒外型的貼片，再藉由黏著劑黏著在修磨後的牙齒表面之上。藉此來調整美化牙齒外型、顏色、牙縫大小等問題。

瓷牙貼片與傳統牙冠（固定假牙）不同之處在於，固定假牙需要修磨牙齒的量體較多，適合做在根管治療後或缺損超過唇側面的牙齒上。而貼片大部分只修磨唇側面，對於牙齒神經活性影響較小。因此牙齒缺損範圍在唇側面，且具神經活性的自然牙齒，適合選擇瓷牙貼片來改善牙齒的美觀問題。

（前台大醫院牙體復形暨美容牙科專任醫師 張力仁）

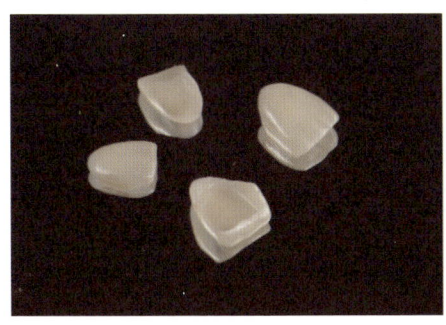

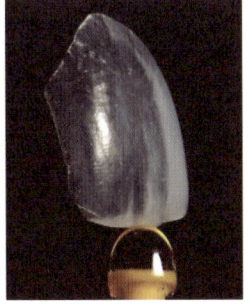

陶瓷貼片（Porcelain Veneers）是一種薄片狀陶瓷材料，貼附於牙齒表面，用於改善牙齒顏色、形狀及輕微排列問題。

Q3 坊間流行像做美甲一樣的「冰鑽貼片」牙齒美白是什麼？建議使用嗎？

網路上流行的「冰鑽貼片」或「美甲貼片」牙齒美白廣告，多由未受醫學訓練的美容師或美甲師操作，使用價廉且不耐咬合的美甲或樹脂材料，僅憑網路教學，直接黏著在牙齒上。這類行為不僅可能觸法，且因無法完善處理齲齒所衍生的咬合問題或牙齦發炎，反而可能導致病情惡化等不可逆的嚴重後果。鄭建議想要做牙齒美白的患者還是找受專業醫學訓練的牙醫師諮詢，才不會傷了牙齒又害了荷包。

（前台大醫院牙體復形暨美容牙科專任醫師　張力仁）

Q4 牙齒美白有哪幾種方式？哪一種才適合我呢？

改變牙齒顏色主要有以下 3 種方法：噴砂美白、冷光美白與居家美白。噴砂美白是利用噴砂機噴出細顆粒，去除附著在牙齒上的汙垢與色素（如菸垢、茶垢），只是還原牙齒本來的顏色，如果牙齒原本的顏色很黃，就需要考慮做冷光美白與居家美白。

美學牙科

這二者的原理,都是透過藥劑產生的氧化還原反應,來減少牙齒內的色素,差別在於冷光美白多了照光催化加速藥劑作用,整體治理時間短。居家美白則是在家中,將美白藥劑塗抹在個人牙托上長時間配戴。此外,冷光美白由醫師全程操作,產生不必要的併發症機率大大降低。

當然還是那句老話,哪種美白方式適合自己,還是建議與醫師討論後再執行,才能得到最理想的結果。

(前台北榮總╱亞東醫院牙科部醫師　黃建瑋)

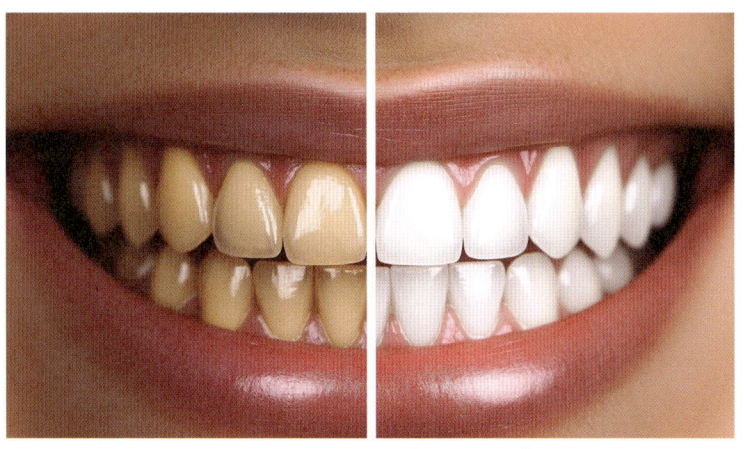

冷光美白後,可以讓牙齒看起來更白。(AI 生成圖)

CHAPTER 15

Q5 請問什麼是顯微樹脂美學修復，如何判斷我需不需要做？

顯微樹脂美學修復，指的是在顯微鏡底下進行樹脂的修復。聽起來很簡單，做起來卻一點都不簡單。在顯微鏡底下操作的優點，在於能有足夠的放大倍率與照明環境，有下列幾項一般治療無法取代的優點：

首先，能夠更精準的移除不健康的齒質，盡量保留原生齒質，達到最佳的治療。其次，有些肉眼無法直接觀察到的齒質缺陷，例如裂縫、脫鈣等現象，在顯微鏡下一覽無遺，可以趁這些齒質缺陷尚未造成牙齒結構更嚴重的破壞前，先行移除或保護，讓治療的成效更耐久。

除此之外，在高倍率顯微鏡下進行的修復，能幫助牙醫師對於修復形態的掌握更精準，達到更好的功能與美觀效果。由於健保尚未對顯微樹脂修復給予補助，目前是進階的自費治療選項。而且更精緻的治療，往往需要更充足的治療時間，看診時間也會較長。

至於是否要做樹脂顯微美學修復，取決於病人對於自身牙齒修復效果的期待值，建議可與牙醫師進行討論後，再自行衡量。

（衛福部部定牙體復形科／家庭牙醫科專科醫師　魏緯昕）

美學牙科

Q6 什麼是數位微笑設計？

所謂數位微笑設計，是從美學出發，收集病人的臉部與口腔資料後，進行前牙美觀區牙齒的規劃設計，由電腦模擬出牙齒型態後，回到臨床上進行「笑容試戴」。在這個階段，病人可以和醫師討論，並溝通調整直到找出符合期待的笑容，當病人滿意目前的牙齒型態後，牙醫師再次記錄資訊，並將模擬的結果忠實轉移到未來的貼片、牙冠等正式復形物，達到讓病人滿意的效果。

（衛福部部定牙體復形科／家庭牙醫科專科醫師　魏緯昕）

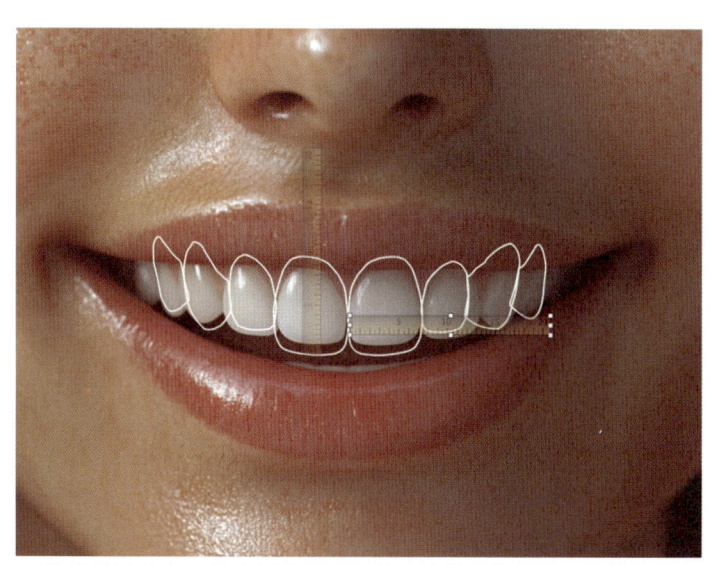

數位微笑設計主要是由電腦模擬微笑曲線的牙齒位置，提供給醫師和病患做為參考。（AI 生成圖）

CHAPTER 15

Q7 我的牙齦萎縮造成牙齒變長，可以改善嗎？

牙齦萎縮是臨床上常見的口腔狀況，造成原因通常是患者刷牙太用力，或使用比較硬的牙刷，若加上患者本身的牙齦比較薄，就容易造成牙齦萎縮的問題。牙齦萎縮有時會造成患者生活上的困擾，例如牙齒容易比較敏感，不容易清潔，進而造成牙根蛀牙；牙齒變長也會影響美觀及社交，嚴重一點甚至可能造成掉牙。

想改善牙齦萎縮，可以用補牙肉的方式來修復，就是所謂的「牙根覆蓋術」。作法是取患者上顎內側的牙肉，補在牙齦萎縮處，來改善牙齦萎縮。上顎取肉區會完全自行修復，不會有缺損的情況，配合麻藥及止痛藥也能大幅降低不適，患者多對結果感到滿意。

（美國國家牙周病暨植牙專科理事會院士 林士峻）

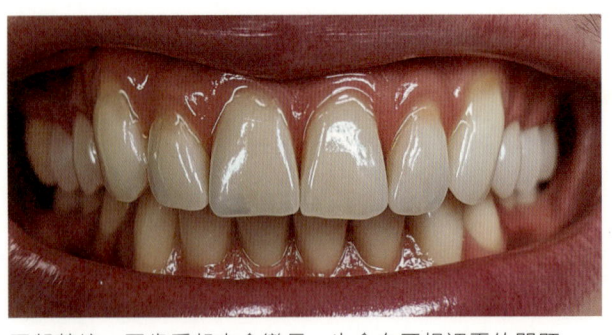

牙齦萎縮，牙齒看起來會變長，也會有牙根裸露的問題。
（AI 生成圖）

Q8 我笑起來會露出上顎牙齦，有辦法改善嗎？

笑起來露出牙齦不甚美觀，俗稱「笑齦」，困擾許多患者。笑齦的常見原因包含：牙齒萌發異常、牙齦增生疾病、上顎骨過長，以及嘴唇過度鬆弛。若想要解決笑齦問題，必須經由牙醫師正確診斷原因，並提供適當的治療。

以牙齒萌發異常為例，可藉由「美觀牙冠增長術」，修整過多的牙齦，露出被覆蓋的牙齒，即可恢復牙齒自然美觀的形狀，也可改善笑齦的問題。

（美國國家牙周病暨植牙專科理事會院士 李瑜庭）

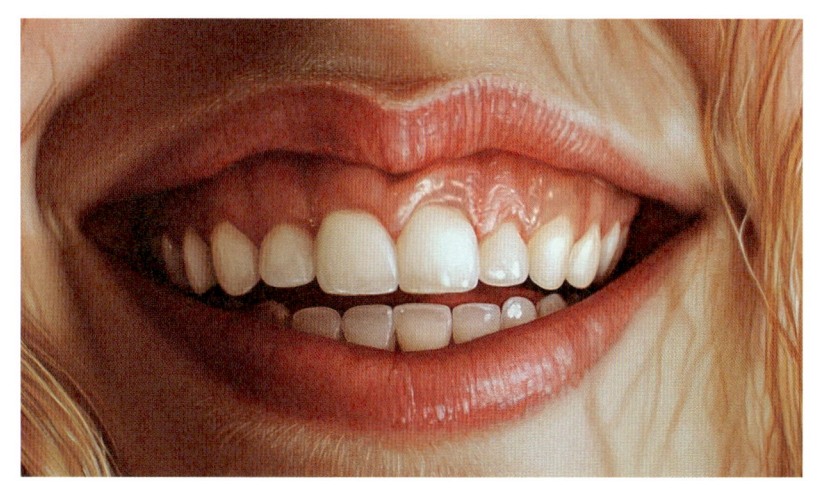

有些患者先天笑起來會有笑齦的問題。（AI 生成圖）

CHAPTER 16
睡眠呼吸中止症

根據衛生福利部統計，約 15% 的成人患有睡眠呼吸中止症，男女比例為 2：1。若統計 60 歲以上民眾，則高達 70% 的男性和 56% 的女性，患有睡眠呼吸中止症。其中又以阻塞型睡眠呼吸中止為最大宗。

睡眠呼吸中止症不僅影響睡眠品質，更會導致身體的慢性發炎、精神狀態不佳、認知受損。這個毛病以前多在胸腔內科或耳鼻喉科治療，後來，牙科利用止鼾牙套介入治療，也可以有效避免上呼吸道塌陷，進而達到治療效果。止鼾牙套有著攜帶方便、不具侵入性、異物感低、接受度高等優勢，因此，現在也有不少牙醫師在處理阻塞型睡眠呼吸中止喔！

（台灣睡眠醫學學會專科醫師　簡玉婷）

CHAPTER 16

Q1 什麼是睡眠呼吸中止症？

睡眠呼吸中止症是指病人平時呼吸通暢，但在睡眠期間出現呼吸通氣停止，或通氣量減弱的情形，進而導致睡眠紊亂。依發生的原因，可分為以下 3 種類型：

1. 阻塞型睡眠呼吸中止症（Obstructive Sleep Apnea, OSA），為上呼吸道因肌肉張力減少導致塌陷所致。
2. 中樞型睡眠呼吸中止症（Central Sleep Apnea），為中樞發出的呼吸驅動力（respiratory drive）異常，導致胸腹運動減少所致。
3. 混合型睡眠呼吸中止症（Mixed Apnea），為阻塞型及中樞型同時存在。

這三種類型中又以阻塞型睡眠呼吸中止症最為常見，以下針對阻塞型睡眠呼吸中止症作介紹：

在睡眠期間，每一次呼吸通氣停止或通氣量減弱期間，可從數秒鐘到數分鐘不等，而且整晚發生好幾次。臨床上依據睡眠呼吸中止指數（Apnea Hypopnea Index, AHI），即平均每小時發生呼吸通氣停止或通氣量減弱的次數總和，區分為輕度（$5 \leq AHI < 15/hr$），中度（$15 \leq AHI < 30/hr$），及重度（$AHI \geq 30/hr$）。

當以 $AHI \geq 5$ 為罹患基準時，總人口之盛行率約 9%~38%，以

AHI ≥ 15 為罹患基準時，成人之盛行率約 6%～17%，男女比約 2：1。女性停經後，隨著年紀增長及身體質量指數增加，會增加阻塞型睡眠呼吸中止症的罹患率。

有關阻塞型睡眠呼吸中止症的診斷標準：
A. 首先需有下述臨床症狀之一，包括：
(1) 病人主訴有白天嗜睡、疲勞、失眠，或與睡眠相關會造成生活品質受損的症狀，譬如夜尿、打鼾、早上起床時頭痛、注意力不集中、影響記憶、開車及工作。
(2) 睡眠中因屏氣、喘息或窒息而醒來。
(3) 他人發現病人在睡眠中有習慣性打鼾，或有呼吸中斷的情形。

B. 還需經由睡眠多項生理監測檢查（Polysomnography, PSG）或簡易型居家睡眠多項功能檢查（Home sleep apnea testing, HSAT）等評估工具的檢查，且數據呈現 AHI ≥ 5。

若 A 項沒有臨床症狀，則 B 項的 PSG 或 HSAT 數據需呈現 AHI ≥ 15，才能被診斷為阻塞型睡眠呼吸中止症。

阻塞型睡眠呼吸中止症的發病機制是高度變異的，最主要的致病機轉為「上呼吸道解剖結構受損」（上呼吸道狹窄或塌陷），幾乎所有 OSA 病人都有，只是程度上有差異，如下顎後縮、下顎長度短小、牙弓狹窄、過長的軟顎、舌骨位置偏下方、舌頭肥大、咽側壁脂肪堆積、肥胖等。

CHAPTER 16

另外還有 3 個非解剖結構的致病機轉,包括:咽部擴張肌功能受損、不穩定的通氣控制,以及低喚醒閾值,約 70% 的 OSA 病人,發病機制還包括這些原因,這說明了有些病人不是光靠改善上呼吸道解剖結構,就能治癒。臨床上當用正壓呼吸器,口內裝置 (止鼾牙套),或上呼吸道手術等改善上呼吸道解剖結構方式而效果不彰時,這時可考慮做更詳細的睡眠多項生理監測檢查,找出可能的其他原因,使用應對藥物,達到更好的治療效果。了解病人的發病機制,才能提供個別化的治療,並預測疾病複雜程度及治療成效。

(前馬偕紀念醫院牙科部主任／台灣顱顎障礙症學會專科醫師／
台灣睡眠醫學學會專科醫師 王慧媛)

Q2 睡眠呼吸中止是疾病嗎？對身體有什麼影響？

阻塞型睡眠呼吸中止症,是一種以睡眠期間反覆咽部塌陷為特徵的慢性疾病。這種間歇性塌陷會導致氣流減少,從而產生三種病理生理事件:

1. 呼吸不足(呼吸減少)或呼吸暫停(呼吸停止)導致的氣體交換障礙,造成間歇性低氧血症和高碳酸血症,進而導致兒茶酚胺(catecholamine)激增、氧化壓力(oxidative stress)和低度發炎(low-grade inflammation),這些被認為是阻塞型睡眠呼吸中止症對心臟代謝的影響。

2. 從睡眠中覺醒,以便再度呼吸以恢復氣流,導致睡眠片段化(sleep fragmentation)。夜間反覆醒來除了激活交感神經系統外,還會對神經認知造成影響,包括記憶鞏固(memory consolidation)減弱、白天嗜睡和生活品質下降。

3. 胸腔內壓力波動較大(large intrathoracic pressure swings),因呼吸道阻塞吸不到空氣,造成胸內負壓大,這些重複的壓力變化導致靜脈回流增加,並造成右心室超負荷。

CHAPTER 16

經由上述這些中間機制，將可能會造成血壓增高、代謝失調、全身炎症、內皮功能障礙，及心肌功能障礙等潛伏影響，最終可能會以共病形式呈現，如高血壓、第二型糖尿病、冠心病、腦血管疾病、心律不整及心臟衰竭等。

（前馬偕紀念醫院牙科部主任／台灣顳顎障礙症學會專科醫師／台灣睡眠醫學學會專科醫師　王慧媛）

Q3 打鼾及睡眠呼吸中止會遺傳嗎？或是因身體狀況改變而發生？

我們常見，一個家族裡有好幾人同時都有打鼾，或是睡眠呼吸中止的問題。大部分的打鼾和阻塞型睡眠呼吸中止，與口腔立體結構造成舌後空間狹窄或是支撐不足、軟組織張力不夠、肥胖等有關。因此，打鼾和阻塞型睡眠呼吸中止症是有可能遺傳的，但詳細機轉仍未明朗。

肥胖（BMI>27）會使脂肪組織堆積於咽部和頸部，外觀脖圍粗大，內部造成口咽狹窄，肌肉、軟組織張力下降，導致打鼾或睡眠呼吸中止。年齡增長或體重增加，甚至肥胖時，如中年體重驟增或更年期後肥胖，更容易出現打鼾或阻塞型睡眠呼吸中止症。

（台灣顳顎障礙症學會／台灣睡眠醫學學會專科醫師　黃瀞儀）

Q4 有沒有簡單方式可以得知是否有睡眠呼吸中止？一定要到醫院檢查嗎？

睡眠時有習慣性打鼾、被目睹性呼吸中止、短暫嗆醒或是倒吸一口氣（choking/gasping）的情形，可能已經罹患睡眠呼吸中止。

此外，早晨醒來口乾舌燥、疲倦或頭痛，日間嗜睡、精神不佳、易怒、專注力下降，夜間口呼吸（口乾），睡眠時常驚醒、多夢、頻尿、胃食道逆流等，也都是睡眠呼吸中止的常見症狀。

除了在睡眠中心睡一晚，做整夜睡眠多項生理功能檢查（Polysomnography, PSG）以外，坊間有些機構可提供居家睡眠檢測（home sleep test, HST），可以把機器帶回家睡一晚，在熟悉的環境檢測，等報告出來後，再帶給睡眠專科醫師做進一步判讀。

（台灣顱顎障礙症學會／台灣睡眠醫學學會專科醫師　黃瀞儀）

CHAPTER 16

Q5 睡眠檢查報告數據這麼多，要怎麼解讀呢？

睡眠多項生理檢查可以從胸腹呼吸的起伏判斷，是否為阻塞型或中樞型睡眠呼吸中止。呼吸中止或減弱指數 AHl（Apnea-hypopnea Index），是指每小時發生呼吸中止或吸氣量減弱的次數。當呼吸中止或減弱大於 10 秒，並合併血氧下降時，就會記錄一次。

依據美國睡眠醫學會（AASM）對於阻塞型睡眠呼吸中止症嚴重度的分類標準，呼吸中止或減弱指數每小時小於 5 次屬於正常；5～15 次為輕度；15～30 次為中度；30 次以上則為重度。在兒童，診斷數值未有定案，有人將 AHI 高於 1.5 定義為睡眠

睡眠呼吸中止嚴重度分類

	AHI(/h)
輕度	5－15
中度	15－30
重度	>30

呼吸中止。

睡眠呼吸中止患者不單只是換氣量降低,血液含氧量(SaO_2)亦會於呼吸中止或減弱時下降,含氧量可由98%下降到86%,甚至更低。呼吸中止的時間愈長,血液含氧量降得愈低。也可以從檢查得知睡眠時血氧的最低值(最低夜間血氧濃度 minimal nocturnal saturation)與整個睡眠中缺氧的百分比(血氧低於90%的時間占睡眠時間的百分比)。

(台灣顱顎障礙症學會/台灣睡眠醫學學會專科醫師　簡玉婷)

Q6 如果我有睡眠呼吸中止，坊間有哪些治療方式可供選擇？

要改善打鼾和睡眠呼吸中止，首先要從改變生活習慣著手，其中減重、戒菸酒是首要任務。肥胖會導致全身軟組織肥大，進而壓縮呼吸道管徑。如果您的 BMI（身高體重指數 W/H^2 kg/m^2）>25，那麼請先減肥。

減重對任何嚴重度及形式的阻塞型睡眠呼吸中止，都能有良好的改善。另外還要避免使用鎮定劑、安眠藥及香菸。

打鼾、輕度或是中度阻塞型睡眠呼吸中止患者，可以選擇口內止鼾器、連續正壓呼吸輔助器（CPAP）或是手術治療。牙醫師可以藉由口內止鼾器，將下巴前突連帶帶動舌頭前置，進而將上呼吸道前後壁、側壁明顯拉開，避免上呼吸道塌陷。

連續正壓呼吸輔助器可透過導管將正壓力的氣流，持續經面罩通過鼻子或嘴巴送入呼吸道，以撐開呼吸道而獲得改善。至於所需要的氣流壓力，會因個人阻塞的嚴重度不同而做調整。這是美國睡眠醫學學會目前公認最有效且安全的治療方式。

手術治療方式包括鼻部手術、扁桃腺／腺樣體切除術、軟顎相關手術、舌部相關手術、顎顏面手術等方式，端看引起睡眠呼

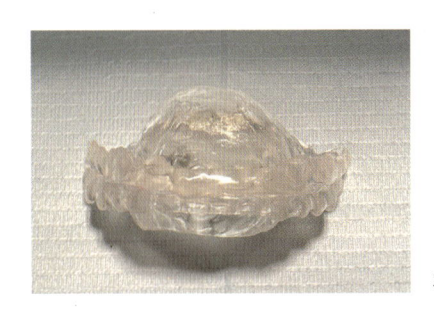

客製化口內止鼾器。

吸中止的原因為何。手術治療通常只針對較輕的睡眠呼吸障礙患者，或小朋友的扁桃腺腫大、腺樣體增生的切除，有較好效果。根據文獻報告，開刀手術（UPPP, LAUP）只有50%的成功機率，而且復發率極高。因此國際睡眠醫學會建議開刀後，還要同時配戴CPAP以防止復發。如果是舌骨相對較低造成咽部阻塞患者，可透過舌骨懸吊術，將舌骨拉往前下方固定，以解除咽部阻塞。

中重度阻塞型睡眠呼吸中止患者，則建議使用連續正壓呼吸輔助器治療。但臨床上常發生患者因所需氣流壓力大，引發不適感而無法配戴入睡或是只戴上半夜就拔掉，反而無法獲得良好治療效果。建議可以同時配戴口內止鼾器和連續正壓呼吸輔助器，可藉由口內止鼾器拉開呼吸道側壁，使所需氣流壓力下降，以增加連續正壓呼吸輔助器配戴的舒適度。

（台灣顱顎障礙症學會／台灣睡眠醫學學會專科醫師　簡玉婷）

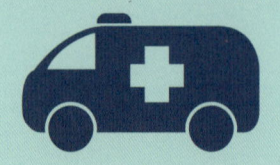

本書牙醫名錄

書本的最後，如果您喜歡本書裡面牙醫師的回答，可以在下面找到他們喔！（按照章節序排列）

CHAPTER 1 家庭牙科

劉美芳 醫師
御瑄牙醫診所
台北市莊敬路 211 號一樓
02-27585585
亞典牙醫診所
台北市復興南路二段 84 號二樓
02-27081132

何宜潔 醫師
語悅牙醫診所
台北市和平東路二段 265 巷 18 號一樓
02-27018805
沐心牙醫診所
新北市蘆洲區三民路 13、15 號一至三樓
02-22850025

鄧宛瑄 醫師
晨瑞牙醫診所
新北市永和區仁愛路 50 號
02-80211058
語悅牙醫診所
台北市和平東路二段 265 巷 18 號一樓
02-27018805

洪士堯 醫師
典樺牙醫診所
台北市中正區金山南路一段 108 號二樓
02-23911138
御瑄牙醫診所
台北市信義區莊敬路 211 號
02-27585585

王承平 醫師
亞典牙醫診所
台北市大安區復興南路二段 84 號二樓
02-27081132
雅意牙醫診所
台北市萬華區漢中街 191 號
02-23886608

林佩親 醫師
御瑞牙醫診所
台北市信義區莊敬路 178 巷 8 號
02-27580338
寰宇牙醫診所
台北市南港區舊莊街一段 91 巷 14-1 號一樓
02-27828111

許立澤 醫師
優政牙醫診所
台北市中正區南昌路一段 119 號
02-23966985
沃德牙醫診所
新北市林口區忠孝路 377 號
02-26086377

張暐婭 醫師
翔瑪美學牙醫診所
桃園市平鎮區中豐路山頂段 23 號一樓
03-4195618
晨瑞牙醫診所
新北市永和區仁愛路 50 號
02-80211058

CHAPTER 2 牙體復形科

魏緯昕 醫師
雅毓牙醫診所
台北市萬華區長沙街二段 107、109 號 1 樓
02-23122208
日光牙醫診所
新北市土城區中央路二段 90 號
02-22609966

李威橙 醫師
御瑄牙醫診所
台北市信義區莊敬路 211 號
電話：02-27585585
晨瑞牙醫診所
新北市永和區仁愛路 50 號
02-80211058

陳冠旭 醫師
雅毓牙醫診所
台北市萬華區長沙街二段 107、109 號 1 樓
02-23122208

張力仁 醫師
御瑞牙醫診所
台北市信義區莊敬路 178 巷 8 號
電話：02-27580338
仁和牙醫診所
新北市土城區中央路二段 223 之 1 號
02-82611179

蕭佑霖 醫師
雅意牙醫診所
台北市萬華區漢中街 191 號
02-23886608
日光牙醫診所
新北市土城區中央路二段 90 號
02-22609966

蔡宜芳 醫師
御瑄牙醫診所
台北市信義區莊敬路 211 號
02-27585585

Chapter 3 根管治療科

紀智文 醫師
臺大醫院新竹分院
新竹市北區經國路一段 442 巷 25 號
03-3526151

林晏如 醫師
優政牙醫診所
台北市中正區南昌路一段 119 號
02-23966985
典樺牙醫診所
台北市中正區金山南路一段 108 號二樓
02-23911138

陳乃源 醫師
優政牙醫診所
台北市中正區南昌路一段 119 號
02-23966985

張智堯 醫師
御瑞牙醫診所
台北市信義區莊敬路 178 巷 8 號
02-27580338
語悅牙醫診所
台北市和平東路二段 265 巷 18 號一樓
02-27018805

昌唯昀 醫師
雅毓牙醫診所
台北市萬華區長沙街二段 107、109 號 1 樓
電話：02-23122208
御瑄牙醫診所
台北市信義區莊敬路 211 號
02-27585585

陳亭安 醫師
亞典牙醫診所
台北市大安區復興南路二段 84 號
02-27081132
龍江牙醫診所
台北市中山區南京東路三段 118 號二樓
02-25057958

盧宛瑜 醫師
生活家牙醫診所
台北市大安區忠孝東路四段 212 號六樓
02-27766338

台大醫院北護分院
台北市萬華區內江街 87 號
02-23717101

CHAPTER 4 顯微根管治療科

黃國浩 醫師
悦日顯微根管治療專科診所
新竹縣竹北市勝利二路 36 號二樓
03-5500133

亞典牙醫診所
台北市大安區復興南路二段 84 號二樓
02-27081132

吳敏慈 醫師
亞典牙醫診所
台北市大安區復興南路二段 84 號二樓
電話：02-27081132

欣品牙醫診所
新北市永和區中正路 494 號
02-29222298

黃聖文 醫師
日光牙醫診所
新北市土城區中央路二段 90 號
電話：02-22609966

雅意牙醫診所
台北市萬華區漢中街 191 號
02-23886608

吳庭宜 醫師
御瑞牙醫診所
台北市信義區莊敬路 178 巷 8 號
02-27580338

定遠新天地牙醫診所
台北市南港區玉成街 83 號
02-27882623

CHAPTER 5 贗復補綴假

蔡宛錚 醫師
雅意牙醫診所
台北市萬華區漢中街 191 號
02-23886608

公園景福牙醫診所
台北市中正區公園路 32 號六樓
02-23885488

許家彰 醫師
雅毓牙醫診所
台北市萬華區長沙街二段 107、109 號 1
02-23122208

優政牙醫診所
台北市中正區南昌路一段 119 號
02-23966985

陳品翰 醫師
典樺牙醫診所
台北市中正區金山南路一段 108 號二樓
02-23911138

雅毓牙醫診所
台北市萬華區長沙街二段 107、109 號 1
02-23122208

CHAPTER 6 固定假牙科

許嘉瑩 醫師
御瑞牙醫診所
台北市信義區莊敬路 178 巷 8 號
02-27580338
語悅牙醫診所
台北市和平東路二段 265 巷 18 號一樓
02-27018805

王嘉賢 醫師
御瑞牙醫診所
台北市信義區莊敬路 178 巷 8 號
02-27580338
語悅牙醫診所
台北市和平東路二段 265 巷 18 號一樓
02-27018805

林顯書 醫師
亞典牙醫診所
台北市大安區復興南路二段 84 號二樓
02-27081132
台大醫院北護分院
台北市萬華區內江街 87 號
02-23717101

劉俊霆 醫師
優政牙醫診所
台北市中正區南昌路一段 119 號
02-23966985
天籟牙醫診所
台北市中山區天祥路 7 號
02-25677733

黃冠中 醫師
伯樂牙醫診所
臺北市中山區中山北路一段 101 號
02-25427930
天籟牙醫診所
台北市中山區天祥路 7 號
02-25677733

CHAPTER 7 活動假牙科

陳品翰 醫師
典樺牙醫診所
台北市中正區金山南路一段 108 號二樓
02-23911138
雅毓牙醫診所
台北市萬華區長沙街二段 107、109 號 1 樓
02-23122208

楊雅棻 醫師
雅毓牙醫診所
台北市萬華區長沙街二段 107、109 號 1 樓
02-23122208
晨瑞牙醫診所
新北市永和區仁愛路 50 號
02-80211058

施維恆 醫師
雅毓牙醫診所
台北市萬華區長沙街二段 107、109 號 1 樓
02-23122208
台大醫院北護分院
台北市萬華區內江街 87 號
02-23717101

劉澔萱 醫師
典樺牙醫診所
台北市中正區金山南路一段 108 號二樓
02-23911138
敦美牙醫診所
台北市信義區中坡南路 80 號
02-27598256

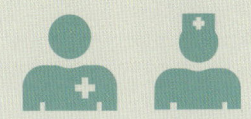

CHAPTER 8 牙周病科

林士峻 醫師
優政牙醫診所
台北市中正區南昌路一段 119 號
02-23966985

語悅牙醫診所
台北市和平東路二段 265 巷 18 號一樓
02-27018805

李瑜庭 醫師
語悅牙醫診所
台北市和平東路二段 265 巷 18 號一樓
02-27018805

御瑞牙醫診所
台北市信義區莊敬路 178 巷 8 號
02-27580338

沈芝齊 醫師
御瑄牙醫診所
台北市信義區莊敬路 211 號
02-27585585

衛生福利部雙和醫院
新北市中和區中正路 291 號
02-27580338

張郁佳 醫師
涵悅牙醫診所
台北市中正區羅斯福路三段 156 號 1 樓
02-23679922

雅毓牙醫診所
台北市萬華區長沙街二段 107、109 號 1 樓
02-23122208

羅卓鈺 醫師
雅意牙醫診所
台北市萬華區漢中街 191 號
02-23886608

裕見美牙醫診所
台北市中山區樂群二路 265 巷 28 號
02-85022680

李宜芳 醫師
典樺牙醫診所
台北市中正區金山南路一段 108 號二樓
02-23911138

英皇牙醫診所
台北市中山區民權東路一段 24 號一至三
02-25418811

CHAPTER 9 口腔外科

洪孟豪 醫師
公園景福牙醫診所
台北市中正區公園路 32 號六樓
02-23885488

京華牙醫診所
新北市蘆洲區長榮路 375 號
02-28470199

周怡安 醫師
優政牙醫診所
台北市中正區南昌路一段 119 號
02-23966985

蔡孟君 醫師
御瑞牙醫診所
台北市信義區莊敬路 178 巷 8 號
02-27580338

羅東博愛醫院
宜蘭縣羅東鎮南昌街 83 號
03-9543131

何宗訓 醫師
臺大醫院新竹分院
新竹市北區經國路一段 442 巷 25 號
03-3526151

CHAPTER 10 齒顎矯正科

彭冠諺 醫師
宜蘭辰田齒顎矯正牙醫診所
宜蘭市進士路二段 476 號
03-9320986
御瑄牙醫診所
台北市信義區莊敬路 211 號
02-27585585

蔡孟芸 醫師
雅意牙醫診所
台北市萬華區漢中街 191 號
02-23886608
立新口腔顎面外科牙醫診所
台北市萬華區西園路二段 233 號
02-23010601

邱伯如 醫師
御瑞牙醫診所
台北市信義區莊敬路 178 巷 8 號
02-27580338
銓皓牙醫診所
新北市三重區中正北路 31 號 1 樓
02-89825278

陳怡秀 醫師
典樺牙醫診所
台北市中正區金山南路一段 108 號二樓
電話：02-23911138
優政牙醫診所
台北市中正區南昌路一段 119 號
02-23966985

涂佩君 醫師
御瑄牙醫診所
台北市信義區莊敬路 211 號
02-27585585
丰禾牙醫診所
新北市三重區三信路 182 號一樓
02-28577266

蕭惠君 醫師
御瑞牙醫診所
台北市信義區莊敬路 178 巷 8 號
02-27580338
語悅牙醫診所
台北市和平東路二段 265 巷 18 號一樓
02-27018805

莊子伶 醫師
亞典牙醫診所
台北市大安區復興南路二段 84 號二樓
02-27081132
蒔堤牙醫診所
台北市南港區南港路二段 8 號三樓
02-26536611

康淑媚 醫師
亞典牙醫診所
台北市大安區復興南路二段 84 號二樓
02-27081132
群和牙醫診所（大安）
台北市大安區光復南路 348 之 2 號
02-27408858

許家樺 醫師
雅毓牙醫診所
台北市萬華區長沙街二段 107、109 號 1 樓
02-23122208
品軒牙醫診所
台北市信義區市民大道六段 250 號一樓
02-27565685

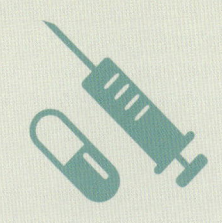

11 CHAPTER 11 兒童牙科

曹頎 醫師
🦷 **御瑞牙醫診所**
台北市信義區莊敬路 178 巷 8 號
02-27580338
🦷 **衛生福利部雙和醫院**
新北市中和區中正路 291 號
02-27580338

黃育亭 醫師
🦷 **典樺牙醫診所**
台北市中正區金山南路一段 108 號二樓
02-23911138
🦷 **安曼牙醫診所**
台北市大安區復興南路一段 135 巷 27 號 8 樓之 3
02-27752995

邱莞婷 醫師
🦷 **亞典牙醫診所**
台北市大安區復興南路二段 84 號二樓
02-27081132
🦷 **語悅牙醫診所**
台北市和平東路二段 265 巷 18 號一樓
02-27018805

劉美芳 醫師
🦷 **御瑄牙醫診所**
台北市信義區莊敬路 211 號
02-27585585
🦷 **亞典牙醫診所**
台北市大安區復興南路二段 84 號二樓
02-27081132

黃冠婷 醫師
🦷 **御瑄牙醫診所**
台北市信義區莊敬路 211 號
02-27585585
🦷 **亞典牙醫診所**
台北市大安區復興南路二段 84 號二樓
02-27081132

12 CHAPTER 12 顳顎關節科

陳健誌 醫師
🦷 **健誌牙醫診所**
台北市中山區長春路 78 號三樓之 1
02-23222966
🦷 **健格牙醫診所**
台北市大安區金山南路二段 152 號
02-23210201

林顯書 醫師
🦷 **亞典牙醫診所**
台北市大安區復興南路二段 84 號二樓
02-27081132
🦷 **台大醫院北護分院**
台北市萬華區內江街 87 號
02-23717101

簡玉婷 醫師
🦷 **巧玉牙醫診所**
台北市大安區信義路四段 263 號四樓之
02-27036578

江樸田 醫師
🦷 **台大醫院北護分院神經內科**
台北市萬華區內江街 87 號
02-23717101

13 CHAPTER 13 口腔診斷科

王逸平 醫師
🦷 **台大醫院牙科部**
台北市中正區常德街 1 號
02-23123456

CHAPTER 14 人工植牙科

李瑜庭 醫師
語悅牙醫診所
台北市和平東路二段 265 巷 18 號一樓
02-27018805
御瑞牙醫診所
台北市信義區莊敬路 178 巷 8 號
02-27580338

林士峻 醫師
優政牙醫診所
台北市中正區南昌路一段 119 號
02-23966985
語悅牙醫診所
台北市和平東路二段 265 巷 18 號一樓
02-27018805

黃振邦 醫師
亞典牙醫診所
台北市大安區復興南路二段 84 號二樓
02-27081132
優政牙醫診所
台北市中正區南昌路一段 119 號
02-23966985

王思翰 醫師
雅意牙醫診所
台北市萬華區漢中街 191 號
02-23886608
日光牙醫診所
新北市土城區中央路二段 90 號
02-22609966

陳家豪 醫師
典樺牙醫診所
台北市中正區金山南路一段 108 號二樓
02-23911138
蒔堤牙醫診所
台北市南港區南港路二段 8 號三樓
02-26536611

鄭凱元 醫師
伯樂牙醫診所
台北市中山區中山北路一段 101 號
02-25427930

李晏廷 醫師
杏保醫網信誠診所耳鼻喉科
台北市大安區信義路四段 197 號
02-27068208

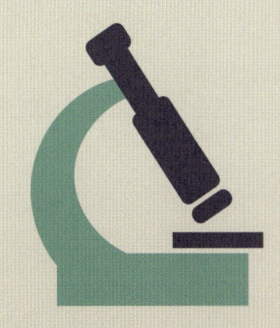

CHAPTER 15 美學牙科

張力仁 醫師
御瑞牙醫診所
台北市信義區莊敬路 178 巷 8 號
02-27580338

仁和牙醫診所
新北市土城區中央路二段 223 之 1 號
02-82611179

黃建瑋 醫師
優政牙醫診所
台北市中正區南昌路一段 119 號
02-23966985

魏緯昕 醫師
雅毓牙醫診所
台北市萬華區長沙街二段 107、109 號 1 樓
02-23122208

日光牙醫診所
新北市土城區中央路二段 90 號
02-22609966

林士峻 醫師
優政牙醫診所
台北市中正區南昌路一段 119 號
02-23966985

語悅牙醫診所
台北市和平東路二段 265 巷 18 號一樓
02-27018805

李瑜庭 醫師
語悅牙醫診所
台北市和平東路二段 265 巷 18 號一樓
02-27018805

御瑞牙醫診所
台北市信義區莊敬路 178 巷 8 號
02-27580338

CHAPTER 16 睡眠呼吸中止症

簡玉婷 醫師
巧玉牙醫診所
台北市大安區信義路四段 263 號 4 樓之
02-27036578

王慧媛 醫師
馬偕醫院口腔醫學部
台北市中山區中山北路二段 92 號
02-25433535

黃瀞儀 醫師
晶品牙醫診所
桃園市觀音區中正路 136 號
03-4731535

勤美牙醫診所
台南市中西區永福路二段 83 號 7 樓
06-2232789

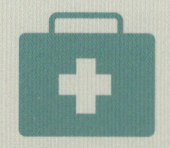

護牙紀錄表

項目	日期	小叮嚀
EX：洗牙	2025/3/18	記得早晚刷牙

牙齒保健全書
一輩子用得到的牙齒治療與保健家用寶典

總 策 畫	林顯書
聯合編著	劉美芳、魏緯昕、紀智文、黃國浩、蔡宛錚、許嘉瑩、陳品翰、林士峻、洪孟豪、陳健誌、王逸平、彭冠諺、曹頎、李瑜庭、張力仁、簡玉婷
責任編輯	呂增娣、錢嘉琪
校　　對	林顯書、魏秋綢
封面設計	劉旻旻
內頁設計	劉旻旻
副總編輯	呂增娣
總 編 輯	周湘琦

董 事 長	趙政岷
出 版 者	時報文化出版企業股份有限公司
	108019 台北市和平西路三段 240 號 2 樓

發 行 專 線	(02)2306-6842
讀者服務專線	0800-231-705　(02)2304-7103
讀者服務傳真	(02)2304-6858
郵　　　撥	19344724 時報文化出版公司
信　　　箱	10899 臺北華江橋郵局第 99 信箱

時報悅讀網	http://www.readingtimes.com.tw
電子郵件信箱	books@readingtimes.com.tw
法 律 顧 問	理律法律事務所　陳長文律師、李念祖律師
印　　　刷	華展印刷有限公司
初 版 一 刷	2025 年 03 月 14 日
初 版 二 刷	2025 年 04 月 21 日
定　　　價	新台幣 480 元

(缺頁或破損的書，請寄回更換)

時報文化出版公司成立於 1975 年，並於 1999 年股票上櫃公開發行，於 2008 年脫離中時集團非屬旺中，以「尊重智慧與創意的文化事業」為信念。

牙齒保健全書：一輩子用得到的牙齒治療與保健家用寶典/林顯書,劉美芳,魏緯昕,紀智文,黃國浩,蔡宛錚,許嘉瑩,陳品翰,林士峻,洪孟豪,陳健誌,彭冠諺,曹頎,李瑜庭,張力仁,簡玉婷,王逸平聯合編著. -- 初版. -- 臺北市：時報文化出版企業股份有限公司, 2025.03

面；　公分

ISBN 978-626-419-274-3(平裝)

1.CST: 牙科 2.CST: 口腔衛生 3.CST: 衛生教育 4.CST: 保健常識

416.9　　　　　　　　　　　114001858

ISBN 978-626-419-274-3
Printed in Taiwan.

THE DENTIST

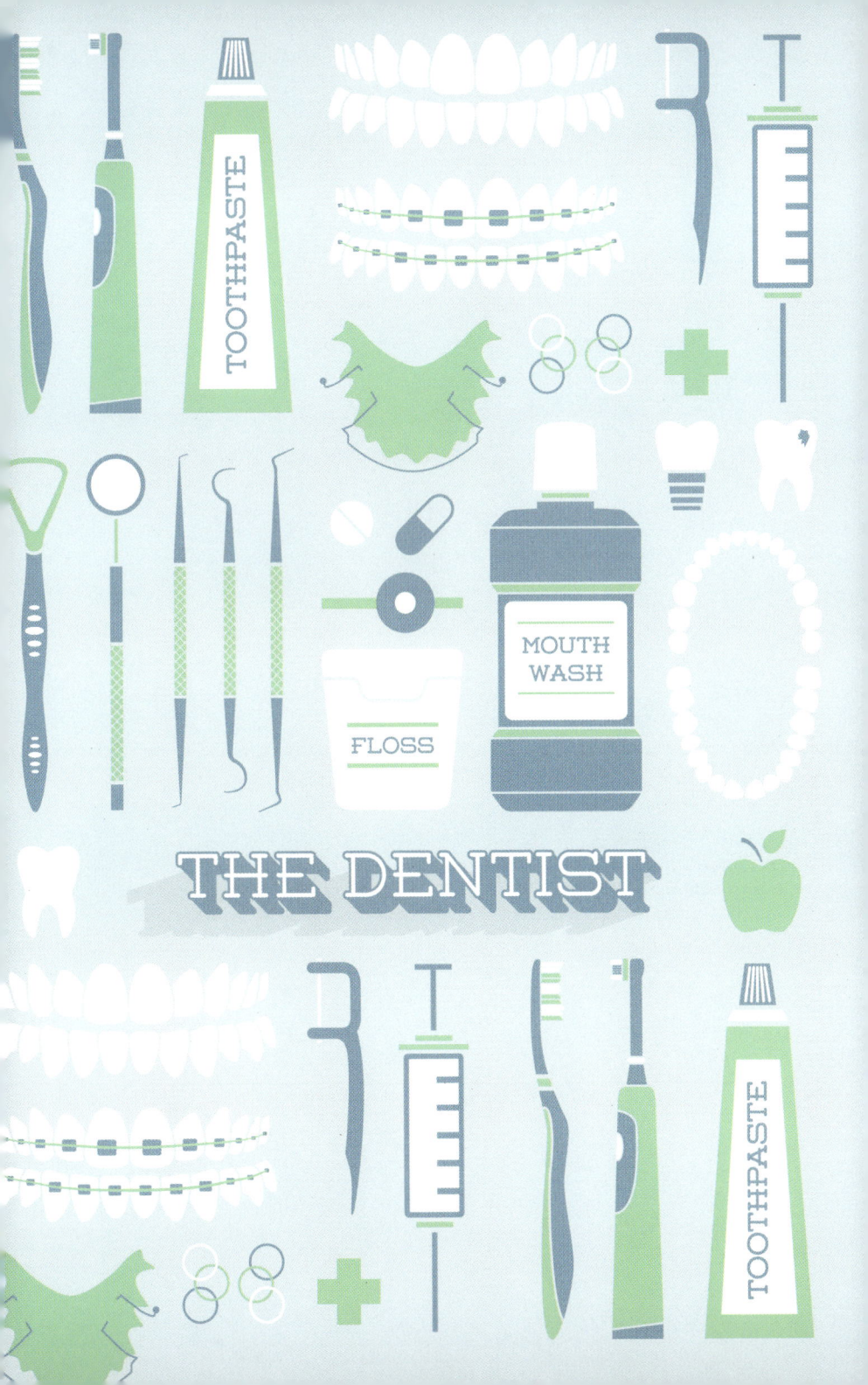

THE DENTIST

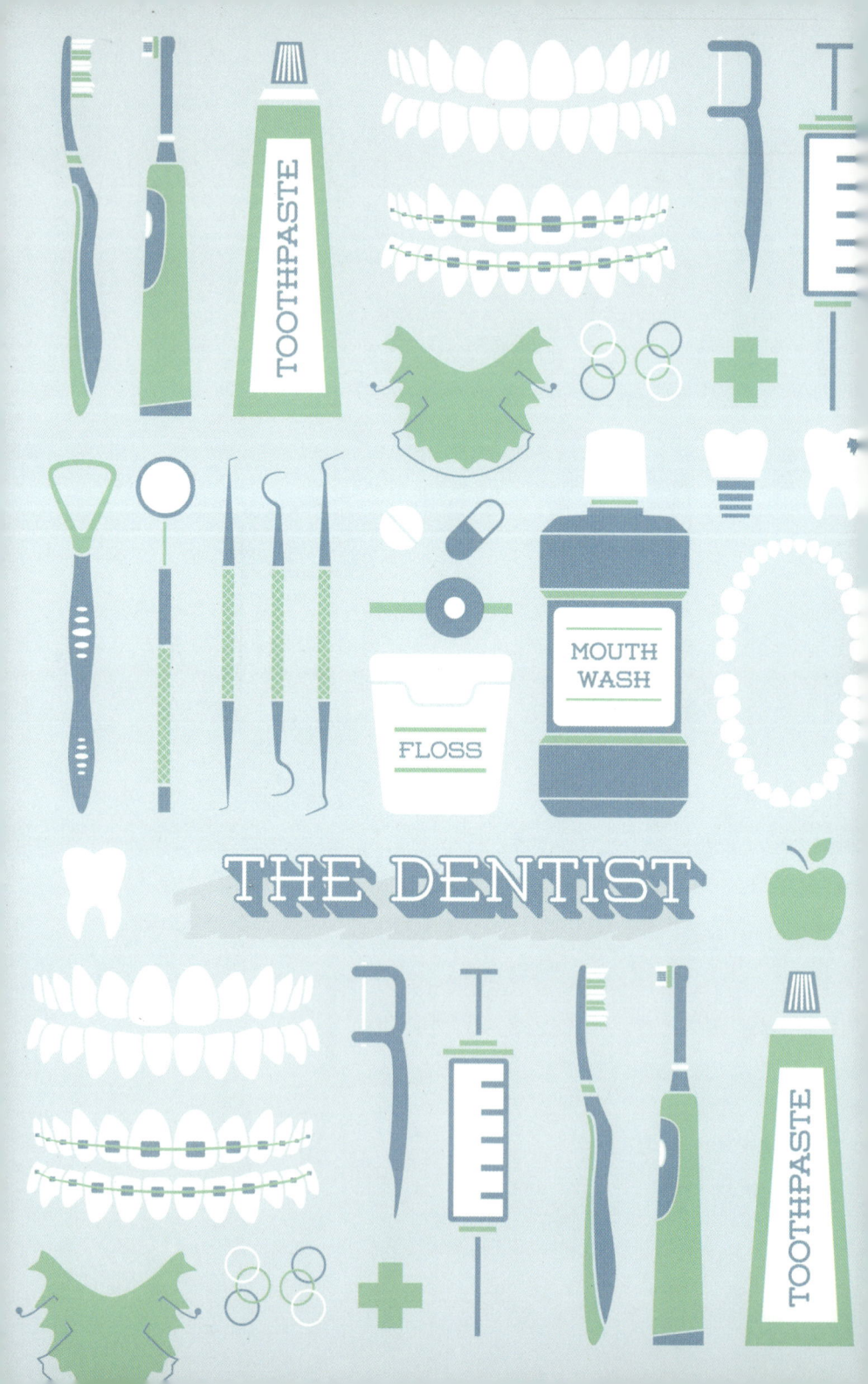